Effektives Gewichtsmanagement

Siegfried Müller

Siegfried Müller

Effektives Gewichtsmanagement

Ein neuer Ansatz zur Gewichtsregulation

Shaker Media

Bibliografische Information der Deutschen Nationalbibliothek
Die Deutsche Nationalbibliothek verzeichnet diese Publikation in der Deutschen Nationalbibliografie; detaillierte bibliografische Daten sind im Internet über http://dnb.d-nb.de abrufbar.

Printed in Germany.

ISBN 978-3-86858-906-1

Shaker Media GmbH • Postfach 101818 • 52018 Aachen
Telefon: 02407 / 95964 - 0 • Telefax: 02407 / 95964 - 9
Internet: www.shaker-media.de • E-Mail: info@shaker-media.de

Inhalt

Vorwort

Zehn Jahre Ernährungsberatung und sieben Jahre Erfahrung mit dem von mir entwickelten Abnehmprogramm haben meine Einstellung zu dem Problem Übergewicht und den Möglichkeiten, dieses zu behandeln, grundlegend verändert. Niemand wird sein Gewichtsproblem allein dadurch lösen, dass er seine Ernährung umstellt und sich und seinen Körper mit Diäten oder Sport quält. Wer schlank werden und bleiben will, muss viele Bereiche seines Lebens anschauen und wenn notwendig, das Eine oder Andere ändern. Dabei ist es wichtig, sich nicht auf das Übergewicht als ein schwieriges Problem zu fokussieren, sondern die machbaren Lösungen zu finden, die für jeden Einzelnen anders aussehen.

In diesem Buch geht es nicht um einen allgemeingültigen Weg, denn den gibt es nicht. Deshalb ist eine Ernährungsberatung, die zudem noch von den Vorlieben der Berater oder einer entsprechenden Lehrmeinung geprägt ist, meist erfolglos. Es macht auch keinen Sinn, seine Ernährung umzustellen, wenn man sein Süßigkeitsverlangen nicht in den Griff bekommt, dessen Ursache zum Beispiel in schwierigen Lebensumständen zu finden ist.

Dieses Buch bietet eine Vielzahl von Hilfen, die unterschiedliche Lebensbereiche betreffen. Die Lösung Ihres Gewichtsproblems werden Sie finden, wenn Sie nur einige der Ratschläge, die für Sie zutreffen, in die Tat umsetzen.

Warum Sie abnehmen werden, wenn Sie dieses Buch lesen?

Die meisten unserer Verhaltensweisen werden unbewusst eingeübt. Dies betrifft auch unser Ernährungsverhalten. Da die Ernährung zu den Lebenserhaltungstrieben gehört, ist es schwierig, ja fast unmöglich, über restriktive Maßnahmen, das heißt durch Maßregelungen seiner selbst, sein Gewicht zu regulieren.

Jegliche Form von Zwang führt zum Scheitern der Bemühungen, erfolgreich sein Gewicht zu managen. Dies gelingt in der Regel nur durch Einsicht gepaart mit der Bereitschaft Veränderungen zuzulassen. Deshalb werden Sie in diesem Buch keinerlei Anweisungen erhalten, sondern zahlreiche Empfehlungen, von denen Sie sicher eine Vielzahl völlig automatisch in die Tat umsetzen werden. Diese Mail erhielt ich von einem Nutzer des von mir entwickelten Abnehmprogramms, dessen Erfolgsstrategie die Basis für dieses Buch bildet.

> *Sehr geehrter Herr Müller, seit vier Wochen lese ich fast täglich eine Seite. Anfangs dachte ich, dass Ihr Programm nie funktionieren würde. Einige der Anweisungen, z.B. ausgiebiger zu kauen, habe ich umgesetzt. Die Empfehlung mich im täglichen Ablauf mehr zu bewegen, habe ich zunächst belächelt. Ich dachte, was soll das Bringen Umwege zu machen, mein Auto weiter entfernt vom Zielort zu parken und all die anderen Beispiele.*
>
> *Diese Empfehlung werde ich nicht umsetzen. Obwohl ich also diese Empfehlungen eigentlich nicht umsetzen wollte, passierte mir vor einigen Tagen Folgendes. Wenn meine Frau unser Auto benötigt, fahre ich immer mit der Straßenbahn zu meiner Firma. Ich weiß nicht warum, aber vor drei Tagen stieg ich, für mich völlig überraschend, eine Haltestelle früher aus. Heute bin ich erneut und diesmal bewusst diese eine Haltestelle früher ausgestiegen. Ich denke, dies werde ich jetzt immer tun. Jetzt bin ich überzeugt von Ihrer Aussage, dass ich unbewusst und ohne Zwang mein bisheriges Verhalten ändern und mein Normalgewicht erreichen werde. Herzliche Grüße...*

Hinweise für die Arbeit mit diesem Buch

Vermutlich sind Sie erstaunt darüber, dass es für dieses Buch eine Gebrauchsanleitung gibt. Selbstverständlich weiß ich, dass Sie ein Buch lesen können. Warum also dieser Abschnitt?

Dieses Buch ist nicht einfach nur ein Buch, welches man einmal durchliest und anschließend in das Regal stellt, wo es vergessen wird. Betrachten Sie dieses Buch als ein Lehrbuch, welches Sie in den nächsten Wochen - ja Wochen - studieren sollten. Nutzen Sie, wann immer Ihnen etwas zu den einzelnen Themen einfällt, die Möglichkeit, Notizen in das Buch einzufügen. Notieren Sie darin Ihre Vorsätze, Ihre Erfolge und auch Ihre momentanen Misserfolge. Erarbeiten Sie sich jede Zeile des Buches. Kleine Bilder sollen Ihnen dabei helfen, dieses Buch strukturiert zu lesen.

Die Denkpause

Dieses Bild wird relativ oft zu sehen sein. Unser Gehirn ist nicht in der Lage, viele kurz aufeinander folgende und zudem unterschiedliche Informationen dauerhaft zu speichern. Dadurch können diese unser Handlungen nicht positiv beeinflussen. Wenn dieses Bild auftaucht, wäre es gut, wenn Sie eine Lesepause einlegen würden, um über das bisher Gelesene nachzudenken. Stellen Sie sich dabei diese Fragen.

- Welchen Bezug hat das Gelesene zu mir?
- Kann ich daraus einen Plan für mich entwickeln?
- Wie will ich diesen Plan in die Tat umsetzen?

Die Aktionsphase

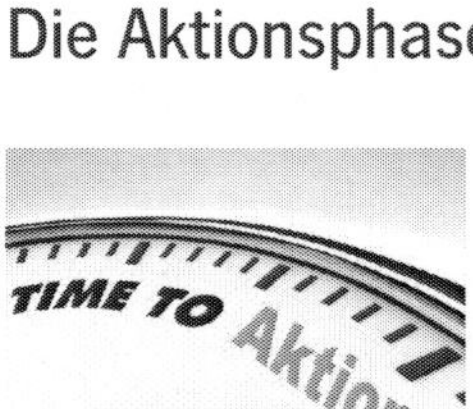

Dieses Bild soll Sie sanft daran erinnern, den einen oder anderen Tipp auch in die Tat umzusetzen.

„Es ist nicht genug zu wissen, man muss auch anwenden. Es ist nicht genug zu wollen, man muss auch tun." Johann Wolfgang von Goethe

Notwendige Veränderungen

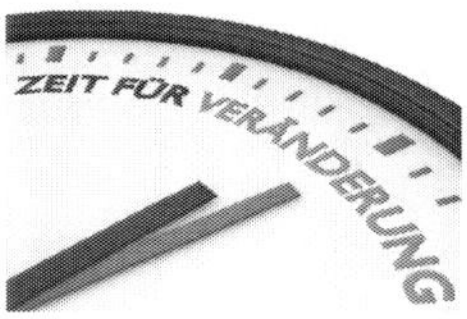

Sie werden nicht darum herumkommen, einiges zu ändern. Das betrifft nicht nur Ihr Ernährungs- und Bewegungsverhalten. Prüfen Sie, ob die beschriebene Veränderung für Sie in Frage kommt. *„Eine Veränderung hält die Tür offen, damit auch die anderen Veränderungen eintreten können."* von Niccoló Machiavelli.

Von Anfang bis zum Ende durchlesen?

Dieses Lehrbuch ist kein Roman, deshalb ist es natürlich erlaubt, in diesem Buch kreuz und quer zu lesen. Die einzelnen Themenbereiche sind in sich abgeschossen. Jedes Einzelthema enthält zunächst die generelle Information über seinen Zusammenhang mit dem Problem des Übergewichts. Danach folgen die Empfehlungen und Tipps, zur Lösung des Problems innerhalb des jeweiligen Themas.

Den sichersten Erfolg werden Sie haben, wenn Sie in diesem Buch täglich lesen. Wiederholen Sie, bevor Sie ein neues Kapitel lesen, ein bereits gelesenes Thema.

Das Buch im Buch

Wissen zu erwerben, ist die eine Seite der Medaille. Dieses in die Tat umzusetzen, die andere Seite. Dabei fehlt es nicht so sehr am Wollen, sondern meist am Wie. Im zweiten Teil des Buches finden Sie ca. 150 Tipps, rund um die erfolgreiche Gewichtsregulation. Dabei handelt es sich nicht nur um eine bloße Auflistung von Abnehmtipps, sondern jeder Tipp ist mit einem Rat zu seiner Umsetzung verbunden.

Sie werden in diesem zweiten Buch hin und wieder Texte finden, die Sie aus dem ersten Teil kennen. Diese habe ich aus methodischen Gründen darin belassen. Wiederholungen festigen das Wissen und unterstützen den Willen, die Ratschläge in die Tat umzusetzen.

Die Zehn Gebote für ein erfolgreiches Gewichtsmanagement

1. Gebot
Achte und liebe dich und deinen Körper.

2. Gebot
Gib deinem Körper immer alle Nährstoffe, die er benötigt.

3. Gebot
Gib deinem Körper nicht mehr Nährstoffe, als er benötigt.

4. Gebot
Vermeide jegliche Form von Diät.

5. Gebot
Nehme niemals „harte" Medikamente zum Abnehmen ein.

6. Gebot
Lerne deine Nahrungsaufnahme zu genießen.

7. Gebot
Vermeide es, Deinem Körper längere Zeit Nährstoffe vorzuenthalten.

8. Gebot
Trenne Dich von den Gewohnheiten, die zu Übergewicht führen können.

9. Gebot
Eigne Dir die Gewohnheiten an, die zu Deinem Normalgewicht führen.

10. Gebot
Bewege dich.

Wie Sie diese Gebote einhalten können, lernen Sie in diesem Buch. Dabei geht es nicht um eine neue Diät oder eine Sammlung von Abnehmtipps. Auch nicht um strikte Ernährungsempfehlungen oder irgendwelche Punkte oder Kalorien. Im Gegenteil, es geht um Lebensfreude und Genuss.

Die Handlungsebenen

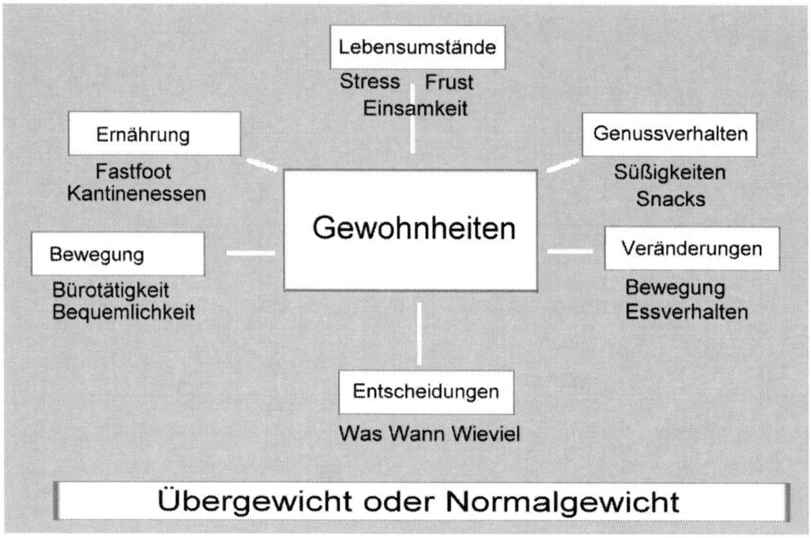

Wie bereits angemerkt, entsteht Übergewicht nicht durch eine einzige Ursache. Insgesamt sind dafür mindestens sieben Lebensbereiche verantwortlich, die sich gegenseitig beeinflussen.

Dazu gehören die Ernährung, die Bewegung, das Genussverhalten und die Gewohnheiten als die wesentlichsten Ursachen. Aber auch persönliche Lebensumstände, die wiederum für Ihre Entscheidungen und bestimmte Verhaltensmuster verantwortlich sind, wirken sich auf Ihre Ernährungsgewohnheiten aus.

Will man sein Gewicht in Ordnung bringen, müssen alle genannten Teilbereiche beachtet werden. Nur so wird man erfolgreich abnehmen und dauerhaft schlank bleiben können.

Dann muss man keine Diät durchführen, keine Kalorien zählen oder nach Punkten essen. Man muss keine Rezepte nachkochen oder geschmacklose Light-Produkte essen. Man muss auch nicht auf Genuss verzichten oder bestimmte Ernährungspläne einhalten.

Wenn Sie innerhalb, der nachfolgend zusammengefassten Bereiche, nur das eine oder andere ändern, dann werden Sie:

- (Wieder) Essen können, was Sie möchten.
- Nur essen, wenn Sie Hunger haben.

- Ihre Nahrung endlich wieder genießen dürfen.
- Ohne Gewissensbisse auch naschen können.
- Endlich keinen Zwängen mehr ausgesetzt sein.
- Endlich Ihr Normalgewicht erreichen.
- Und dieses dann ein Leben lang behalten.

Vergessen Sie ab sofort alle Diäten, Essen nach Plan, Kalorien zählen oder andere Abnehmmethoden. Essen Sie was Sie wollen und werden Sie schlank. Lernen Sie, das Grundbedürfnis Nahrungsaufnahme so zu befriedigen, wie es auch Menschen ohne Gewichtsprobleme tun.

Raum für Ihre Notizen:

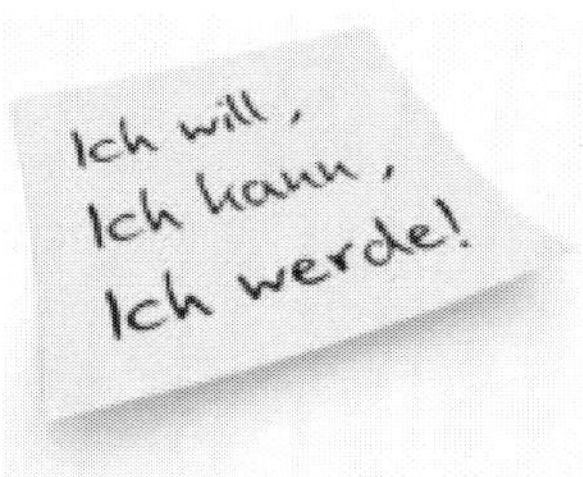

Die Handlungsebenen im Einzelnen

Die Ernährung

Sicher ist eine Bilanz der bisherigen Ernährungsgewohnheiten sinnvoll. Es macht aber keinen Sinn, mit einer Ernährungsumstellung nach Vorschrift zu beginnen.

Dies verspricht in den wenigsten Fällen Erfolg. Einerseits, weil es sehr unterschiedliche Richtungen darüber gibt, wie eine gesunde Ernährung auszusehen hat. Andererseits, weil die Empfehlungen noch verwirrender sind, wenn es darum geht, mit einer Ernährungsumstellung abzunehmen. Außerdem zeigen Untersuchungen, dass eine umfassende Ernährungsumstellung meist nicht durchgehalten wird, da die persönlichen Gewohnheiten und auch die Lebensumstände bei solchen Konzepten nicht berücksichtigt werden.

Ein persönliches Gewichtsmanagement beachtet dies. Die Ernährung kann dann nach persönlichen Vorlieben, Gewohnheiten und Lebensumständen so modifiziert werden, dass eine dauerhafte Gewichtsreduktion erfolgt.

Die Bewegung

Genetisch ist der Mensch seit Urzeiten auf ein tägliches Bewegungspensum angelegt, welches etwa einer Laufleistung von 20 Kilometern entspricht. Legt er diese zurück, geht es ihm gut.

Nun muss man nicht unbedingt in ein Sportstudio gehen oder zweimal in der Woche durch Wald und Flur rennen. Untersuchungen zeigen eindeutig, dass die besseren Ergebnisse erzielt werden, wenn man das tägliche Bewegungspensum durch Veränderungen im Tagesablauf erhöht.

Nicht die wenigen Stunden intensives Training in der Woche, sondern die tagtäglichen körperlichen Aktivitäten bewahren vor dem metabolischen Syndrom. Das ist eine Stoffwechselschieflage mit verhängnisvollen Folgen für die Gesundheit. Auch das Übergewicht kann durch das metabolische Syndrom verursacht werden. Einfach tagsüber mehr bewegen - das ist die beste Möglichkeit, um schlank zu werden und gesund zu bleiben.

Das Genussverhalten

Genuss hängt nicht von der Menge ab. Lernen Sie zu genießen, dann brauchen Sie sich Genuss nicht zu verbieten, wenn Sie Ihr Gewicht managen wollen.

Die Chinesen haben ein Sprichwort. „Kleine Mengen großer Genuss - große Mengen kleiner Genuss." Das Brötchen im Stehen, die Bratwurst, während Sie durch die Fußgängerzone laufen, die Snacks oder Süßigkeiten, nebenbei während des Fernsehens verzehrt, befriedigen lediglich den Gewohnheitstrieb. Von Genießen kann da wohl keine Rede sein.

Ein Beispiel: Sie knabbern zum Fernsehen immer eine Tüte Erdnüsse. Wenn Sie ab sofort, aus dieser Tüte die Hälfte der Erdnüsse in eine Schale geben, dann verzehren Sie nur die Hälfte und sparen damit 50% der Kalorien ein. Wenn Sie dann auch noch, statt zwei oder drei Nüsse gleichzeitig, nur eine Nuss in den Mund stecken und diese genüsslich kauen, werden Sie sicher noch Nüsse im Schälchen übrighaben, wenn Sie ins Bett gehen.

100 Gramm Erdnüsse haben ca. 570 Kcal. Dies ist ein Drittel Ihres Tagesbedarfs an Energie.

Die Entscheidungen

„Essen ohne Sinn und Verstand", so der Titel eines Buches von Brian Wansink. Es zeigt, das wann, wie viel und was wir essen von unserem Unterbewusstsein gesteuert wird. Nach seiner Erkenntnis treffen wir täglich 200 Entscheidungen, die wir über unsere Nahrungsaufnahme fällen. Davon die allermeisten völlig unbewusst, also intuitiv aus unserem Bauch heraus. Intuitiv handeln wir schneller und ohne uns erst den Kopf zerbrechen zu müssen. Es geht darum die unbewussten Entscheidungen zu entlarven und so zu verändern, dass Sie dem Ziel, Normalgewicht, entsprechen.
Sich zu entscheiden bezeichnet die Möglichkeit oder die Notwendigkeit, eine Auswahl zwischen (zwei oder mehreren) unterschiedlichen nicht gleichzeitig zu verwirklichenden Alternativen zu treffen. Im Prinzip muss man sich immer entscheiden, denn auch dann, wenn Sie sich nicht für eine der Möglichkeiten entscheiden, haben Sie ja eine Entscheidung getroffen und nichts wird sich verändern.

Notwendige Veränderungen zulassen.

Die Angst vor Veränderung ist häufig ein der Grund dafür, dass Menschen nicht das tun, was sie gerne tun würden. Diese Angst ist uns angeboren, denn sie schützt uns auch vor schwerwiegenden Fehlern oder vor einer Gefahr. Besonders tritt diese Angst immer dann auf, wenn wir nicht genügend Fakten darüber haben, wie sich die Wirkung der Veränderung auf unser künftiges Leben auswirkt. Wir alle haben Angst unsere Komfortzone zu verlassen und uns auf Neues einzulassen.

Managen Sie Ihr Gewichtsproblem deshalb zunächst nur mit kleinen Veränderungen, die in der Summe aber auch zu Ihrem Normalgewicht führen werden. Dazu wieder ein Zitat. *„Ich kann nicht sagen, ob es besser werden wird, wenn es anders wird. Aber so viel kann ich sagen: Es muss anders werden, wenn es gut werden soll."* Georg Christoph Lichtenberg

Die Angewohnheiten.

Oft stehen Gewohnheiten, unserem Wunsch etwas zu verändern, im Wege. Können Sie die Ratschläge der Ernährungsexperten auch nicht mehr hören? Sie sollen sich gesund ernähren und die richtigen (?) Rezepte werden gleich mitgeliefert. Jede Woche 2x Sport machen und ja im vorgeschriebenen Fettverbrennungsmodus trainieren. Gewiss sollten wir etwas tun, wenn wir abnehmen wollen. Nur mit dem Tun ist das so eine Sache. Es liegt einfach daran, dass manche und meist unbequeme Dinge – auch wenn sie einfach sind – nur schwer umzusetzen sind. Natürlich gibt es auch die Menschen, denen es leicht fällt, sich dauerhaft gesund zu ernähren, die sich ausreichend und gerne bewegen und deren Schreibtisch oder Wohnung immer aufgeräumt ist. Haben diese Menschen einen stärkeren Willen als Sie? Nein, das ist es nicht. Sie haben nur entsprechende Gewohnheiten.

Gewohnheiten werden ohne willentliche Kraftanstrengung ausgeführt, weil man eben daran gewöhnt ist. Sobald wir uns an etwas gewöhnt haben, wird dieses Etwas automatisch und ohne uns jedes Mal dazu zwingen zu müssen, getan. Stellen Sie sich einmal vor, Sie würden sich gewohnheitsmäßig so ernähren, dass Sie automatisch abnehmen und auch normalgewichtig bleiben würden. Wäre das nicht toll?

Aber: "Es ist leichter, eine gute Gewohnheit anzunehmen, als sich einer schlechten zu entwöhnen." - so August von Platen. Mit dem richtigen Gewichtsmanagement ist dies durchaus möglich.

Denken Sie einfach einmal über Ihre Gewohnheiten nach.

Denkpause

Die allgemeinen Lebensumstände

Unser Leben besteht nicht nur aus den schönen Seiten und oft meinen wir, Kummer mit Essen wirkungsvoll bekämpfen zu können. Dies mag so lange funktionieren, bis der Kummer über die Gewichtszunahme unser größter Kummer ist.

Wer sein Gewicht managen will, sollte auch seine Lebensumstände überprüfen und wenn möglich ändern. Dies kann man durchaus über positives Denken erreichen.

“Wir sind, was wir denken. Alles, was wir sind, entsteht mit unseren Gedanken. Mit unseren Gedanken gestalten wir die Welt.” (Weisheit von Buddha).

Der Zeitfaktor

Nichts verhindert den Erfolg zuverlässiger als Ungeduld Goethe sagte zu diesem Thema. *„Mit Ungeduld bestraft sich zehnfach Ungeduld; man will das Ziel heranziehen und entfernt es nur.“*

Sie haben ja mit Geduld und über einen langen Zeitraum Ihr Übergewicht erreicht. Jetzt sollten Sie Ihrem Körper auch die Zeit gönnen, sein Normalgewicht zu erreichen. Aber keine Angst, mit dem richtigen Gewichtsmanagement, das heißt, wenn Sie die in diesem Buch gegebenen Empfehlungen berücksichtigen, wird es nicht ebenso lange dauern, bis Sie Ihr Normalgewicht erreicht haben werden.

Raum für Ihre Notizen:

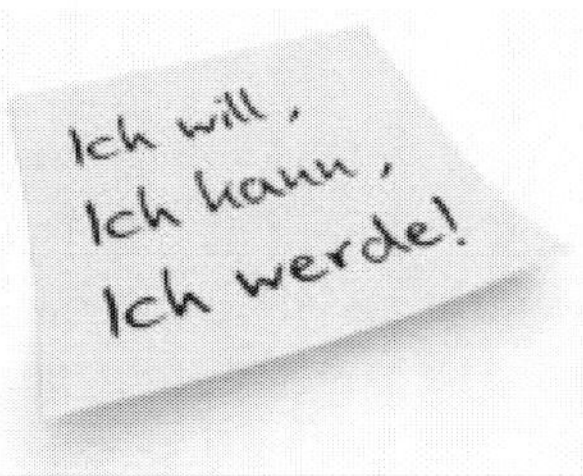

Einfach nur schlank werden?

Wie entsteht Übergewicht? Eine Frage, für die jeder seine eigene Antwort parat hat. Zahlreiche weitere Antworten findet man im Internet, Büchern und Zeitschriften. Keine der genannten Ursachen kann aber allein für das Übergewicht verantwortlich gemacht werden, auch wenn das oft so dargestellt wird. In Wahrheit sind alle Ursachen eng miteinander verflochten und bilden so etwas wie einen gordischen Knoten.

In der griechischen Sage konnte dieser Knoten von niemand aufgelöst werden. Je mehr man versuchte, an einem der Seile zu ziehen, desto fester wurde der Knoten. Erst als Alexander der Große den Knoten mit dem Schwert durchschnitt, so die eine Variante der Sage, war der Knoten gelöst. In einer anderen Variante zog er nur den Pflock heraus und der Knoten löste sich von ganz allein.

Heute bedeutet die Redewendung, von der Lösung bzw. Durchschlagung des Gordischen Knotens, die Überwindung eines schweren Problems mit energischen und unkonventionellen Mitteln.

Bezogen auf das Problem Übergewicht, kann man sagen, dass konventionelle Methoden, wie die alleinige Ernährungsumstellung und oder sportliche Betätigung, dieses nicht lösen können. Will man erfolgreich abnehmen und sein Normalgewicht für immer behalten, muss man an allen Enden des Knotens gleichzeitig Hand anlegen. Dies betrifft die Folgen der Erziehung oder die Vorbildfunktion übergewichtiger Eltern. Aber auch Unzufriedenheit mit der eigenen Lebenssituation (Frustfraß) oder Umwelteinflüsse wie Werbung und die ständige Verfügbarkeit von Nahrungs- und Genussmitteln. Insgesamt führt dies letztlich zu einem persönlichen Kauf-, Ess- und Genussverhalten, das zur Gewohnheit wird.

Selbst wenn die ursprünglichen Auslöser nicht mehr vorhanden sind, bleiben diese Verhaltensmuster aktiv und bilden ein ineinander verwobenes Geflecht, welches nach und nach aufgelöst werden muss, will man erfolgreich sein Gewicht regulieren.

Vergessen Sie zunächst alle Ratschläge, die Sie bislang über die Möglichkeiten normalgewichtig zu werden, erhalten oder gelesen haben. Dies ist nötig, denn durch die Vielzahl der unterschiedlichsten Meinungen und Empfehlungen, entsteht ein innerer Zwiespalt, der letztlich verhindert, sich für die eine oder andere Veränderung zu entscheiden. Trennen Sie sich deshalb von Ihren früheren vergeblichen Versuchen. Beginnen Sie mit Schwung und ohne den Ballast der Vergangenheit.

Dieses Buch ist ein Wegweiser, welcher Sie sicher zu Ihrem Ziel, dem dauerhaften Normalgewicht führen wird. Dabei müssen Sie sich nicht einmal besonders anstrengen oder auf etwas verzichten. Einfach nur schlank werden bedeutet, in verschieden Lebensbereichen die eine oder andere Veränderung durchzuführen.

Da sich diese über verschiedene Handlungsebenen verteilen, kommt es in keinem Bereich zu Stress, Druck oder Frust. Wenn Sie schlank werden und bleiben wollen, ist es nicht notwendig, dass Sie sich Fesseln anlegen (lassen), die Ihre Freude am Leben verringern.

Schreiben Sie hier Ihre bislang vergeblichen Versuche nieder und verabschieden Sie sich von ihnen.

Übergewicht ist kein unabänderliches Schicksal

Übergewicht ist kein unabänderliches Schicksal, welches angeboren oder vererbt wird.

Eine genetische Fehlprogrammierung, also Veranlagung oder Krankheit kann mitunter die Entstehung des Übergewichts fördern. Das bedeutet aber nicht, dass dies zwangsläufig eintreten muss.

Wenn ein Gleichgewicht zwischen aufgenommener und verbrauchter Energie besteht, kann kein Übergewicht entstehen. Bislang bestand bzw. besteht bei Ihnen eher ein Ungleichgewicht zu Gunsten der aufgenommenen Energie, sonst wären Sie nicht übergewichtig. Allerdings lässt sich daraus keine Schuldzuweisung für Sie ableiten, denn Schuld setzt ein bewusstes Handeln voraus.

Während Sie in diesem Buch lesen, werden Sie wirksame und leicht nachvollziehbare Abnehmtipps erhalten. Gelingt es Ihnen, nur einige dieser Hinweise zu verwirklichen, dann werden Sie sicher abnehmen.

Es geht dabei nicht um irgendwelche Diäten oder Vorschriften. Auch nicht darum, wie oder was man essen sollte, um abzunehmen oder schlank zu bleiben. Es geht vielmehr darum, Ihnen dabei zu helfen, ohne schlechtes Gewissen essen zu dürfen, was Sie wollen und trotzdem abzunehmen.

Essen gehört nun einmal zu den schönsten Dingen des Lebens, die wir ohne Einschränkung genießen sollten. Wir müssen lediglich einige Begleitumstände so umgestalten, dass sie uns nicht schaden, sondern nützen.

Schreiben Sie hier, bevor Sie weiter lesen hin, warum Sie glauben, dass Sie übergewichtig sind.

Übergewicht - Schuld oder Schicksal?

Sie wollen die Wahrheit wissen?
Wenn Ihr Übergewicht ein unvermeidbares Schicksal ist, dann können nur zwei Ursachen dafür benannt werden. Sie haben Ihr Übergewicht ererbt oder die Ursache ist eine Erkrankung.

Die Theorie des ererbten Übergewichts

Meine Tante war dick, meine Mutter (Vater) ist dick, also muss ich mein Übergewicht ererbt haben.

In der Fachliteratur finden sich immer wieder Hinweise über Versuche, eine Erbanlage zu beweisen. Bisher ist dies aber nicht in aller Eindeutigkeit gelungen. Was vererbt wird, ist eher der Fettverteilungstyp. Überhaupt wimmelt es in der entsprechenden Literatur von Begriffen wie "wahrscheinlich, vielleicht, möglicherweise". Eine klare Aussage sucht man vergeblich.

Gehen Sie ruhig davon aus, dass Ihr Übergewicht nicht ererbt ist. Neuere Untersuchungen zeigen jedoch, dass durchaus eine genetisch verursachte Neigung zur Entwicklung von Übergewicht, vorhanden sein kann. Danach wird bei manchen Menschen (zirka 60 Prozent) durch das Erbgut bestimmt, ob eine Person Übergewicht oder gar eine Adipositas entwickelt. Einige Gene, die das Gewicht regulieren, sind schon bekannt.
Aber!
„Die Rolle der Lebensumstände darf dabei natürlich auch nicht unterschätzt werden. Die Genvariante rs1121980 allein macht nicht dick", stellt Professor Dr. Johannes Hebebrand, von der Uni Duisburg/Essen, klar. „Erst durch die Kombination mit weiteren Genvarianten beziehungsweise Umweltfaktoren, wie geringer Bewegung und kalorienreicher Ernährung, kommt es zu einer starken Gewichtszunahme."

Eine Krankheit als Ursache

Wenn nicht ererbt, dann könnte doch mein Übergewicht, das Symptom einer Krankheit sein. In diesem Zusammenhang werden Drüsenerkrankungen, Stoffwechselkrankheiten und hormonelle Störungen genannt

Auch die "Pille" wird verantwortlich gemacht. Allerdings gibt es keine eindeutigen Beweise, dass sie für das Übergewicht verantwortlich ist. Allenfalls kann man in diesem Zusammenhang von einer leichten Gewichtszunahme ausgehen, da dem Körper ja eine Schwangerschaft vorgegaukelt wird. Der Grund für eine Gewichtszunahme von höchstens 2-3 Kg, wird damit erklärt, dass der Organismus vorsorgt und Energie für die Entwicklung des Embryos einlagert.

Gehen wir einmal davon aus, dass Ihr Übergewicht die Folge einer Erkrankung Ihres Hormonsystems wäre. Durch eine Laboruntersuchung kann einen entsprechenden Verdacht bestätigt oder widerlegt werden.

Hormone und weitere Parameter

TSH, fT3, fT4

Diese so genannten Schilddrüsenhormone regulieren wesentlich den Grundumsatz des Körpers. Eine Unterfunktion kann, muss aber nicht, zu Übergewicht führen.

Cortisol

Cortisol ist ein Stoffwechselhormon, das in der Nebennierenrinde gebildet wird. Es wird bei Stresszuständen jeder Art vermehrt ausgeschüttet. Bei chronischen Stresszuständen, die familiär, beruflich oder auch einfach dadurch, dass man mit seinen Lebensumständen allgemein nicht zufrieden ist, sind die Cortisolspiegel oft dauerhaft erhöht, was zur Entstehung von Übergewicht und zur Insulinresistenz führen kann.

Aldosteron

Aldosteron steigert die Rückresorption von Natrium in die Nieren und kann dadurch Wasser im Körper zurückhalten, wobei es sich hier nicht um keine klassische Adipositas handelt, da das Gewicht ja durch das eingelagerte Wasser und nicht durch Körperfett bedingt ist.

HbA1c

HbA1c ist ein aussagekräftiger Langzeitparameter zur Beurteilung der Blutzuckereinstellung. Es ist das so genannte „Blutzuckergedächtnis“. Fibrinogen, Ferritin, hsCRP Diese Parameter dienen zur Beurteilung der Entzündungsneigung. Bei Übergewicht besteht eine geringe chronische Entzündung mit all ihren negativen Folgen für Herz-Kreislauf, Gelenke und Stoffwechsel.

Serotonin

Serotonin ist ein wichtiger Botenstoff im Nervensystem, der aus der Aminosäure Tryptophan gebildet wird. Serotonin ist u.a. an der Regulierung von Appetit und Stimmung beteiligt. Ein Serotoninmangel kann zu einem vermehrten Verlangen nach Kohlenhydraten führen und dadurch eine Gewichtszunahme begünstigen.

Die Mikronährstoffe

Arginin

Arginin spielt eine zentrale Rolle für die Regulierung der Durchblutung. Es fördert die Ausschüttung des Wachstumshormons, das für den Fettabbau benötigt wird.

Cystein

ein Cysteinmangel begünstigt den Muskelabbau und die Zunahme des Körperfettanteils. Cystein ist ein Vorläufermolekül für Glutathion, das wichtigste Antioxidans in der Zelle.

Methionin

Methionin ist ein Baustein des Carnitins und wird für die Synthese von Adrenalin benötigt, das fettabbauend wirkt. Eine gute Methioninversorgung kann einer Fettleberbildung entgegenwirken.

Phenylalanin/Tyrosin

Vorstufe von Dopamin, Noradrenalin, Adrenalin sowie der Schilddrüsenhormone.

Tryptophan

Tryptophan ist die Ausgangssubstanz für die Serotoninsynthese. Ein Tryptophanmangel kann zu Heißhungerattacken führen.

Vitamin C

In verschiedenen Studien zeigte sich: Je höher das Körpergewicht, desto niedriger liegen die Vitamin-C-Werte.

Chrom

Chrom ist für die Regulierung des Blutzuckerstoffwechsels erforderlich.

Taurin

Taurin verbessert den Leberstoffwechsel und fördert die Cholesterinausscheidung; es wirkt immunstimulierend und antioxidativ.

Carnitin

Carnitin ist für die Fettverbrennung erforderlich. Bei einem Carnitinmangel kann Fett nicht ausreichend verbrannt werden. Carnitinsupplemente können eine Gewichtsreduktion erleichtern – bei gleichzeitiger Kalorieneinschränkung und Bewegung.

Magnesium

Magnesiummangel erhöht die Wahrscheinlichkeit für das metabolische Syndrom.

Zink

Übergewicht ist sehr häufig mit einem Zinkmangel assoziiert, was u.a. die erhöhte Infektanfälligkeit bei Übergewichtigen erklären kann.

Selen

Bei übergewichtigen und adipösen Personen waren die Selenspiegel in verschiedenen Studien niedriger als bei normalgewichtigen.

Hinweis:

Wie bei den genetischen Faktoren gilt auch hier, dass bei außerhalb Normwerte liegenden Parametern, die Ausbildung eines Übergewichts zwar gefördert werden kann, aber wenn eine ausgeglichene Energiebilanz das Entstehen des Übergewichts unmöglich macht.
Cortison als Übeltäter

Es ist bekannt, dass Cortison eine sogenannte Stammfettsucht verursachen kann. Dabei bleiben die Gliedmaßen in der Regel schlank. Rumpf, Nacken und Gesicht wirken wie aufgequollen, bekannt auch unter dem Begriff "Cushing Syndrom". In der Regel tritt diese Stammfettsucht aber erst im Laufe einer Langzeittherapie mit hohen Dosierungen auf.

Das Gleiche kann passieren, wenn die Nebennierenrinde unkontrolliert Cortisol produziert. Zum Glück ist diese Krankheit nicht sehr häufig, also als Ursache für Ihr Übergewicht eher unwahrscheinlich.

Psychopharmaka als Übeltäter

Der Mechanismus, warum eine Therapie mit Psychopharmaka dick macht, ist, dass diese bestimmte so genannte Rezeptoren im Gehirn blockieren, insbesondere auch einen bestimmten Histaminrezeptor, woraus Müdigkeit und Gewichtssteigerungen resultieren.

Aber auch Schlafmittel wie Trimipramin sind bekannte Dickmacher. Auf einen Nenner gebracht, bedeutet dies, alles was müde macht, macht auch dick. Psychopharmaka und Beruhigungsmittel sind also durchaus als Ursache für Übergewicht denkbar. Umso wichtiger ist es, diesen Lebensbereich möglichst in Ordnung zu bringen. Beachten Sie dann besonders die Hinweise zu den psychologischen Ursachen des Übergewichts.

Die Schilddrüse als Ursache

In der Literatur und auch in der ärztlichen Praxis hat sich die Vorstellung gehalten, eine Unterfunktion der Schilddrüse sei ursächlich für die Adipositas verantwortlich.
Die Gleichung, dass ein erniedrigter Grundumsatz infolge einer Schilddrüsenunterfunktion gleich Adipositas ist, konnte jedoch nicht bestätigt werden. Trotzdem wurde eine Behandlung der Adipositas mit Schilddrüsenhormonen bei vorliegender Unterfunktion der Schilddrüse versucht. Auch wenn damit eine Normalisierung verschiedener Stoffwechselvorgänge erreicht werden konnte, kam es nicht zu einer Normalisierung des Gewichts.

Ist es das Insulin?

Hier gibt es sehr ausführliche und umfangreiche Literatur. Die sogenannte Insulintrennkost, besser bekannt unter der „Schlank-im-Schlaf-Methode“, von Dr. Pape, stützt sich auf die Vermutung, dass am Abend verzehrte Kohlenhydrate für die Fettleibigkeit verantwortlich sein sollen. Bei näherer Betrachtung dieser Diät stellt man jedoch fest, dass die empfohlene tägliche Ernährung nie mehr als ca. 1400 Kcal enthält. Mit dieser Menge nimmt man auch ab, wenn man am Abend kohlenhydrathaltige Nahrungsmittel verzehrt.
Wie bei den vorher bereits besprochenen "Ursachen" für das Übergewicht gibt es auch hier keine konkreten Aussagen oder Beweise. Ein direkter Zusammenhang zwischen Übergewicht und dem Zuckerstoffwechsel, bei einer ausgewogenen Ernährungsweise, ist nicht eindeutig feststellbar. Auch diese Erkenntnis über eine möglicherweise unerwünschte Wirkung von Insulin eignet sich somit nicht unbedingt als Begründung für Ihr Übergewicht.

Der Leberstoffwechsel?

Schade, daran lässt sich ebenfalls keine Schuldfrage festmachen. Auch wenn die Leber dafür verantwortlich ist, dass sie überschüssige Energie in Lagerfett umwandelt, kann man ihr daraus keinen Strick drehen. Schließlich ist es eine Aufgabe der Leber, für Zeiten des Nahrungsmangels vorzusorgen. Die Speicherung der Energie erfolgt nun einmal in Form von Fett.

Wussten Sie übrigens, dass der Energiegehalt des Fettgewebes eines gesunden und normalgewichtigen Menschen rund 70.000 Kcal beträgt? Diese Menge entspricht dem Energiebedarf, der einen erwachsenen Menschen etwa einen Monat ohne Nahrung überleben lässt.

Zusammenfassung:

Die Fähigkeit des Organismus zur Speicherung von Energie in Form von Fett ist eine wesentliche Voraussetzung für das Überleben. Das, bis vor einigen Jahrzehnten oft eingeschränkte Angebot an Nahrungsmitteln, erforderte die Fähigkeit, Energiedepots anlegen zu können. In Zeiten des Mangels werden diese Reserven mobilisiert.

Bei unserem Überangebot an Nahrungsmitteln ist diese Fähigkeit, zur Energiespeicherung eher lästig. Andererseits ist es die einzige Möglichkeit Ihres Körpers, sich von einem Überangebot an Energie zu schützen.

Insofern können wir das Übergewicht auch als eine sinnvolle Schutzmaßnahme des Körpers betrachten, die ihn auf Dauer zwar schädigt, aber zumindest mittelfristig das Überleben sichert. Tatsache ist, dass bei weniger als 2% aller Übergewichtigen eine Erkrankung vorliegt.

Damit ist Ihre Schuld also eindeutig geklärt? Sie sind also selbst schuld, an Ihrem Übergewicht? Diese Antwort wäre zu einfach.

Übergewicht ist nicht mit einer oder zwei Ursachen erklärbar. Stoffwechsel, Hormonhaushalt, genetische Einflüsse, soziale Stellung, Psyche, Nahrungsauswahl, berufliche Umstände und von den Eltern anerzogene oder übernommene Verhaltensmuster sind zu einem fest verknüpften Netz verwoben.

So ist die Schuldfrage also nicht zu beantworten, denn Schuld setzt wissentliches und geplantes Handeln voraus.

Raum für Ihre Notizen:

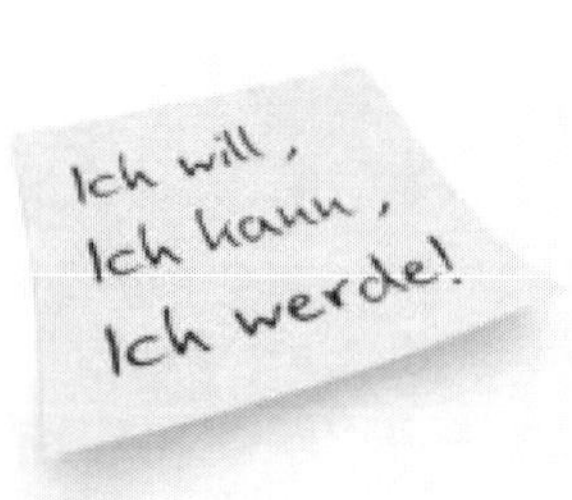

Wie man Schuld an seinem Normalgewicht haben kann

Sie haben bereits einige Hinweise erhalten, wie man erfolgreich abnehmen kann. Zwar sind Sie nicht unbedingt schuld an Ihrem Übergewicht, aber das bedeutet nicht, dass Sie übergewichtig bleiben müssen. Dadurch, dass Sie dieses Buch lesen, ergibt sich für Ihre Zukunft die Möglichkeit eines zweifachen Verschuldens. Wenn Sie weiterhin übergewichtig bleiben, obwohl Sie dieses Buch gelesen haben, dann werden Sie allerdings dafür die Verantwortung übernehmen müssen.

Die zweite Möglichkeit und sicherlich die bessere ist, Sie übernehmen die Schuld im Hinblick darauf, dass Sie normalgewichtig werden und bleiben. Schlank werden und auch bleiben gelingt sicher, wenn alle Ursachen für eine Gewichtszunahme erkannt und mit geeigneten Maßnahmen abgestellt werden. Dabei ist die diätetische Therapie der Adipositas die Basis für den Erfolg.

Unter dem Begriff „Diät", ist jedoch nicht eine Diät nach dem heutigen Verständnis zu verstehen. Diät (diaita) stammt aus dem Griechischen und bedeutet eine vernünftige Lebensführung. Diese erfordert eine ausgewogene Ernährung, ausreichende körperliche Aktivität und das Vermeiden schädlicher Verhaltensweisen.

Erfolgreich abnehmen und für immer schlank bleiben wird man nur, wenn eingetretene Wege verlassen werden und vieles anders gemacht wird, als bisher.

Das bedeutet Veränderung im Tun und im Denken.

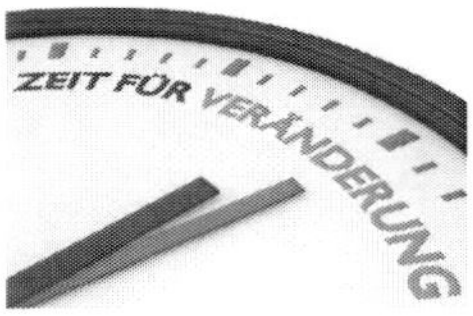

Führen Sie keinen Krieg gegen sich

Selbst aus einer Familie stammend, in der das Übergewicht Tradition hat, habe ich mich seit meiner Jugend mit diesem Problem auseinandersetzen müssen.

Während meiner Auseinandersetzung mit diesem Thema kam ich schließlich zu der Einsicht, dass ich über Jahre einen Krieg geführt habe. Und wie jeder Krieg verursachte auch dieser Enttäuschungen, Niederlagen, Resignation und Leid. Der Kriegsschauplatz war mein Körper, meine Gesundheit, meine Freude am Leben.

So wurde ich im Laufe der Zeit, zu einer Art Oberbefehlshaber und sammelte eine Armee von Mitstreitern und Mitstreiterinnen um mich. Und wie in jeder Armee galten eigene Bedürfnisse, Erfahrungen und persönliche Wünsche der "Soldaten" als lästig und waren höchst unerwünscht. Alle hatten sich dem Diktat meiner Führung zu unterwerfen.

Und wie in jedem Krieg gab es keine Gewinner, aber viele Verlierer.
Eines Tages beschloss ich, meinen Krieg zu beenden und Frieden zu schließen. Von diesem Tag an konnte ich frei von Zwängen, Vorurteilen und den unterschiedlichen, sich vielfach widersprechenden Anweisungen der Ernährungswissenschaftler, meinen eigenen Weg erkennen und gehen. Für mich wurde mein persönliches Idealgewicht zu einem Hobby. Mit allem, was zu einem Steckenpferd gehört. So gibt mir mein neues Hobby Spaß, Freude, Genuss und Erfolgserlebnisse. Aber es bedeutet auch Hingabe, verbunden mit Ausdauer und Zielstrebigkeit.

Dieses Buch enthält auch diese Erfahrungen. Erfahrungen, die ich Ihnen weitergeben möchte, damit auch Ihr neues Hobby "persönliches Idealgewicht" heißt.

Denkpause

Also schließen Sie Frieden! Beenden Sie den Krieg, gegen Ihren Körper, denn nur in Freiheit, sind positive Veränderungen möglich!

Psychologisches rund um die Gewichtsreduktion

Übergewicht kann man nicht allein durch Ernährung und Bewegung beseitigen. Aber bereits kleine Veränderungen, innerhalb der Lebensgewohnheiten, haben weitreichende Folgen für unser Gewicht. Diese bestimmen dann mit, ob wir übergewichtig werden, abnehmen und normalgewichtig bleiben können. Deshalb habe ich dieses Thema an die erste Stelle gesetzt.

Wer etwas verändern will, und das ist, wenn man normalgewichtig werden will, erforderlich, dann muss man einige Schwierigkeiten oder Hindernisse überwinden.

Sind Sie unglücklich, weil Sie unter Ihrem Übergewicht leiden, oder sind Sie übergewichtig, weil Sie unglücklich sind?

Stopp - klappen Sie das Buch jetzt nicht gleich zu. Ich glaube Ihnen ja, dass bei Ihnen alles in Ordnung ist und Sie keinen Psychiater benötigen. Trotzdem sollten Sie die nachfolgenden Informationen nicht einfach so übergehen. Wie Sie noch erfahren werden, hat Übergewicht sehr viel mit unseren unbewusst gesteuerten Handlungen zu tun.

Doch zunächst, was hat Übergewicht also mit Persönlichkeit und Selbstwertgefühl zu tun? Nicht grade selten findet sich bei Übergewichtigen ein Mangelzustand im seelischen Bereich. Da wir in einer bipolaren Welt leben, bedeutet dies, energetisch betrachtet, dass immer versucht wird, ein Gleichgewicht zwischen den zwei Polen herzustellen.

Die Therapie mittels Akupunktur mag hier als Beispiel dienen. Demnach befindet sich der kranke Körper in einem Ungleichgewicht zwischen den beiden Energien Yin und Yang. Yin ist die Dunkelheit, während Yang die Sonne darstellt, Yin ist der Passive, Yang der Aktive, Yin ist die Nacht, Yang der Tag. Der Übergang von Yin zu Yang ist fließend - das eine kann nicht ohne das andere - sie bilden eine dynamische Einheit.

Auch in uns Menschen wirken diese zwei Kräfte. Die geistartigseelische und die körperlich materielle Kraft. Um, bei einem Mangelzustand auf der seelischen Seite, nicht in eine auswegslose Situation zu geraten, versuchen wir auf der materiellen Ebene einen Ausgleich zu schaffen.

Dies gelingt uns am einfachsten über den oralen Genuss. Die Konsequenz dieses Handelns bedeutet letztlich Übergewicht. Damit befindet man sich aber in einem Circulus vitiosus, was Teufelskreis bedeutet. Das Übergewicht verstärkt jetzt den Mangelzustand (Selbstwertgefühl) im seelischen Bereich unserer Persönlichkeit. Die Folge ist fatal, denn das bedeutet noch mehr oralen Genuss und damit eine weitere Gewichtszunahme.

Wie gelingt es aber, diesem Teufelskreis zu entkommen?

Betrachten wir zunächst, welche Mangelzustände auf der seelischen Ebene vorliegen könnten.

1. Sie geben gern, können aber schlecht annehmen. Dies führt zu der Ansicht, dass Sie für Ihre Leistung zuwenig zurückbekommen und Sie sich deshalb anderweitig befriedigen müssen.
2. Sie arbeiten zu viel und entspannen zu wenig. Hier versuchen Sie die wenigen Augenblicke der Entspannung, durch eine orale Befriedigung qualitativ zu verbessern. Dies geschieht oft durch den Konsum von alkoholischen Getränken.
3. Sie übernehmen für alles die Verantwortung, vergessen aber dabei, für sich selbst die Verantwortung zu übernehmen. Dafür haben Sie ja gar keine Zeit mehr.
4. Sie kümmern sich mehr um andere als um sich selbst. Sie haben keine Zeit mehr, Ihre persönlichen Bedürfnisse zu befriedigen. Schnell etwas aus dem Kühlschrank, schnell eine Tafel Schokolade genießen (?), schnell das Mittagessen hinunter schlingen.
5. Sie sehnen sich danach, geliebt zu werden, lieben sich aber selbst zu wenig. Nur wer sich selbst liebt, kann Liebe geben und Liebe empfangen.

Welche Gegenstrategie verspricht hier Besserung?

Werden Sie zu einem Egoisten! Der Begriff „Egoismus“ ist zunächst einmal negativ belastet. Er wird als Bezeichnung für rücksichtsloses Verhalten verwendet. Egoisten verfolgen allein ihre eigenen Interessen. Andererseits können Sie nur ein zufriedenes und glückliches Leben führen, wenn Sie an sich und Ihr Wohlbefinden denken und Ihre Handlungen darauf abstimmen. Ich will diese Aussage einmal an einem Beispiel verdeutlichen. Haben Sie schon einmal etwas gespendet? Wenn ja, wie haben Sie sich danach gefühlt? Sicher haben Sie sich danach gut gefühlt. Sie haben ja etwas Gutes getan.

Nun behaupte ich, dass Sie nur gespendet haben, um sich gut zu fühlen, also aus Egoismus.

Vordergründig könnte man sagen, dass dies aus Mitleid geschah. Ja, natürlich auch. Denken Sie jetzt einmal darüber nach, welches Gefühl Sie gehabt hätten, wenn Sie nicht gespendet hätten. Ein ungutes Gefühl? Das Ergebnis: Sie haben gespendet, weil Sie kein ungutes Gefühl haben wollten, also aus Egoismus. Dies wertet keinesfalls Ihre Mildtätigkeit ab. Aber es zeigt auch, dass ein gesunder Egoismus nötig ist, um den Mitmenschen und natürlich auch sich selbst, etwas Gutes tun zu können.

Werden Sie also zu einem Egoisten!

Wie können Sie einen gesunden Egoismus auf die oben genannten Mangelzustände anwenden und diese dadurch beheben?

1. Sie geben gern, können aber schlecht annehmen.

Kennen Sie diese Aussage von sich, wenn Sie für einen anderen Menschen etwas getan haben und dieser Ihnen etwas dafür geben will? Sie sagen statt einem einfachen: „Danke" diesen Satz: „Aber das ist doch nicht nötig!" Dieser Satz wertet aber auch dessen Dank (Geschenk) ab. Natürlich ist ein Dank auch für den anderen notwendig, denn auch dieser möchte gern etwas geben. Sie geben doch gerne, also geben Sie ihm die Bestätigung, dass er Ihnen etwas Gutes getan hat.

2. Sie arbeiten zu viel und entspannen zu wenig.

Wir alle planen mehr oder weniger unseren Arbeitsalltag oder er wird von anderen verplant. Planen Sie ab sofort auch Ihre Entspannungszeiten ein. Um soundso viel Uhr gehe ich ins Kino, gehe ich ins Schwimmbad, höre ich mir aus meiner Sammlung diese CD an, mache ich einen Spaziergang und, und, und ...!

3. Sie übernehmen für alles die Verantwortung.

Verantwortung für sich selbst übernehmen kann man nur, wenn man in der Lage ist, Verantwortung abzugeben. So gewinnen Sie die Muße, sich um sich selbst und Ihre Bedürfnisse zu kümmern. Sie sind nicht für alle Menschen und deren Handlungsweisen verantwortlich. Ja, Sie können, dadurch, dass Sie versuchen für sie Verantwortung zu übernehmen, sie nicht vor Fehlern schützen. In der

Kindererziehung bedeutet dieses Verhalten dummerweise sogar, die Schwächung der Fähigkeit Ihrer Kinder, eigene Verantwortung übernehmen zu können.

4. Sie kümmern sich mehr um andere als um sich selbst.

Wann waren Sie das letzte Mal beim Frisör? Wann haben Sie sich eine Massage gegönnt oder sich einfach einmal entspannt? Wann haben Sie ein Buch gelesen? Sie haben keine Zeit? Ihr Mann will pünktlich sein Essen auf dem Tisch haben und erwartet, dass Sie für ihn immer ansprechbar sind, Ihre Kinder wollen sofort eine Antwort oder ihre Bedürfnisse gestillt bekommen? Natürlich unterliegen auch viele Männer dem Irrtum, immer und jederzeit für andere verfügbar sein zu müssen. Schaffen Sie sich also Freiräume, die nur Ihnen persönlich gehören und in denen Sie sich von nichts und niemanden stören lassen.

5. Sie sehnen sich danach, geliebt zu werden, lieben sich aber selbst zu wenig.

Nur wer sich selbst liebt, kann Liebe geben und Liebe empfangen. Ein großes Problem besteht darin, dass wir in der Kindheit nur dann geliebt wurden, zumindest haben wir es oft so empfunden, wenn wir brav waren, funktioniert haben und die Wünsche unserer Eltern erfüllten. Falls wir diese Vorgaben nicht erfüllten, wurden wir bestraft, also nicht geliebt. Irgendwo habe ich einmal diese Aussage gelesen: Kinder sind nicht durch Zufall gehorsam, liebevoll und wohlerzogen. Sie müssen durch Zucht geformt werden. Bei dieser Aussage lief und läuft es mir immer noch kalt den Rücken herunter. Denn wie leicht wird nicht geformt, sondern verformt.

Denkpause

Was wollen Sie ändern?

Beginnen Sie, sich selbst zu lieben!

„Um zu werden, wie man sein will, muss man erst sein wollen, wie man ist."
Andreas Tenzer

Wie sieht es bei Ihnen aus?
Wollen Sie so sein, wie Sie sind?
Oder glauben Sie, sich erst dann lieben und annehmen zu können, wenn Sie perfekt sind? Sie einen perfekten Körper haben, erfolgreich sind oder Ihre Schwächen abgelegt haben?

Das Problem dabei ist, dass Sie diese Schwächen nur ablegen können, wenn Sie sich so lieben, wie Sie sind. Auch mit Ihren Schwächen, mit Ihren Fehlern und Ihrem Übergewicht. Sicher werden bei Ihnen die liebenswerten Seiten Ihrer Persönlichkeit überwiegen. Aber damit ist es wie mit vielen positiven Dingen, die wir allzu leicht übersehen und deshalb auch nicht wahrnehmen. Das betrifft die vielen kleinen und großen Freuden des Tages und auch unsere Erfolge, die uns dabei helfen, uns selbst anzuerkennen, also zu lieben

Sie könnten jetzt einwenden, dass wenn man sich so liebt, wie man ist, entfällt ja der Anlass, sich weiter zu entwickeln. Keine Notwendigkeit, seine Schwächen abzulegen oder eben normalgewichtig zu werden. Dann haben Sie das Wort „auch" überlesen. Ich habe geschrieben: auch mit Ihren Schwächen, mit Ihren Fehlern und Ihrem Übergewicht.

Niemand besteht nur aus Fehlern oder Unzulänglichkeiten. Richten Sie Ihre Aufmerksamkeit auf Ihre Talente und Ihre großen und kleinen Erfolge. Wenn Sie sich selbst lieben, dann werden Sie eine unerschöpfliche Quelle entdecken, die Ihnen die Kraft und Energie spenden wird, Ihre Vorhaben erfolgreich zu bewältigen.

Denkpause

Loben Sie sich selbst

In einem Buch habe ich einmal gelesen, dass erfolgreiche Menschen in Ihrer Kindheit oft für ihre Leistungen, und waren sie noch so klein, gelobt wurden. „Das hast du gut gemacht!"

Diese Anerkennung wird als Belohnung empfunden und motiviert. Das hat zur Folge, dass man sich auch vor größeren Aufgaben nicht fürchtet, diese zuversichtlich beginnt und erfolgreich zu Ende bringt. Auch das Lernen ist effektiver, wenn man für die Lernerfolge gelobt wird. Im Kindesalter aufgrund des Lobes der Eltern, der Erzieher im Kindergarten oder aufgrund der Anerkennung der Lehrerin in der Schule.

Das Zusammenspiel dieser Faktoren bewirkt die Freude am Lernen und somit ein effektiveres Speichern vom Erlernten. Anders bei Menschen, die in ihrer Kindheit kaum gelobt wurden. Diese neigen dazu, Aufgaben immer wieder zu verschieben. Aufräumen, Wäsche waschen, Steuererklärung und natürlich auch das Umsetzen der Ratschläge, die Sie erhalten haben bzw. noch erhalten werden. Als Erwachsene vermissen wir leider zu oft ein lobendes Wort.

Die Aufgaben, die wir im Beruf oder in der Familie erfüllen, werden zu oft als unsere Pflicht angesehen, die keines Lobes würdig sind. Kennen Sie das schöne Gefühl, wenn man für seine erbrachten Leistungen, egal ob beruflich oder als Hausfrau, gelobt wird? Gleich macht die Arbeit noch mehr Freude und man ist bereit, sich noch mehr einzusetzen. Aber, wie schon geschrieben, ist Lob im Erwachsenenalter eher eine Rarität.

Was ist zu tun? Ganz einfach - loben Sie sich selbst! Zwar besteht die allgemeine Auffassung, das Eigenlob stinkt. Dies mag durchaus zutreffend sein, wenn man mit Eigenlob seine Mitmenschen nervt. Anders sieht es aus, wenn man sich selbst für eine erbrachte Leistung lobt.

Besonders wichtig ist das Selbstloben immer dann, wenn die Früchte einer erbrachten Leistung erst in der Zukunft geerntet werden können. Sie haben es geschafft einen Ratschlag, in die Tat umzusetzen. Der Erfolg bzw., die Belohnung wird aber erst nach einigen Wochen feststellbar sein. Mit einem, an sich selbst ausgesprochenen Lob, können Sie sich sofort belohnen.

Verantwortlich für das „Glücksgefühl" nach einem Lob ist das mesolimbische System, welches tief im menschlichen Gehirn sitzt. Es ist an vielen emotionalen Prozessen, wie z.B. für das Empfinden von Freude, beteiligt. In dieser Hirnregion wird der Neurotransmitter Dopamin, das sogenannte „Glückshormon“ ausgeschüttet, wodurch die Hirnregion als das Belohnungszentrum bezeichnet wird.

Die Ausschüttung von Dopamin im Gehirn führt also zu einem Glücksgefühl. Ausgelöst wird eine solche Reaktion z.B. auch durch den Verzehr von Schokolade, durch gemeinsames Lachen oder auch durch erlebten Erfolg.

Hier kommt dann die Lust auf Schokolade ins Spiel. Sicher kennen Sie auch diesen Heißhunger auf Schokolade. Im Prinzip ist dies aber nichts anderes als der Hunger nach einem Wohlgefühl. Verantwortlich für das entstehende Wohlgefühl nach dem Genuss von Schokolade ist ein Wirkstoff im Kakao. Es handelt sich dabei um die Aminosäure Tryptophan - einer Vorstufe von Serotonin - diese sorgt für eine Extraportion des Glückshormons. Zwar ist die Menge vergleichsweise gering, besonders wenn der Kakaoanteil, wie bei Vollmilchschokolade bescheiden ist. Insofern sind Schokoladen mit hohem Anteil an Kakao (Bitterschokoladen) wirksamer. Aber nicht nur der Kakaoanteil wirkt. Da die Leckerei mit ihrem unverwechselbaren Schmelzgefühl auf der Zunge die Sinne streichelt, hebt sie auf diese Weise in jedem Fall die Stimmung.

Fazit: Loben Sie sich selbst so oft Sie eine Gelegenheit dafür haben. Glauben Sie mir, es gibt täglich vielfältige Anlässe, die ein Eigenlob verdienen. Dabei sollten Sie Ihre normalen Pflichten und Routinehandlungen nicht außer Acht lassen. Sie stehen immer pünktlich auf? Kommen nie zu spät zur Arbeit? Ihr Kind geht immer ordentlich gekleidet zur Schule? Sie halten Ihre Wohnung sauber? Auf der Arbeit haben Sie Ihre Aufgaben zufriedenstellend erledigt? Das ist doch nichts Besonderes, werden Sie möglicherweise einwenden. Das sind schließlich Ihre Aufgaben. Mag ja sein, aber Sie haben etwas geleistet und dafür haben Sie Lob (Belohnung) verdient. Machen Sie es sich zur Gewohnheit, sich am Ende des Tages, für Ihre erbrachten Leistungen zu loben. Dann wird nicht nur der Heißhunger auf Schokolade und Co von selbst weniger, sondern auch das Bedürfnis, sich mit Essen zu belohnen.

Denkpause

Trennungen vollziehen.

Oft fällt es uns schwer, eine Trennung zu vollziehen. An einem Beispiel will ich es verdeutlichen. Sie haben ein Kleidungsstück, welches Sie besonders gern tragen. Es steht Ihnen ausgezeichnet und war auch nicht ganz billig. Das Problem besteht darin, dass, wenn Sie abnehmen, Ihnen dieses Kleidungsstück nicht mehr passen wird. Sie müssen sich also von ihm trennen. Innerlich bedauern Sie dies, möchten Sie es doch gerne weiterhin behalten und natürlich auch tragen. Unterbewusst wird diese Einstellung aber dazu führen, dass Sie es sich damit unnötig schwer machen, Ihr Gewicht zu reduzieren. Als treuer Diener wird Ihr Unterbewusstsein die Handlungen blockieren, die zu einer Gewichtsabnahme und damit zur Trennung von dem Kleidungsstück führen würden.

Trennung ist ein Lebensprinzip.
Die Wesen im Fluss

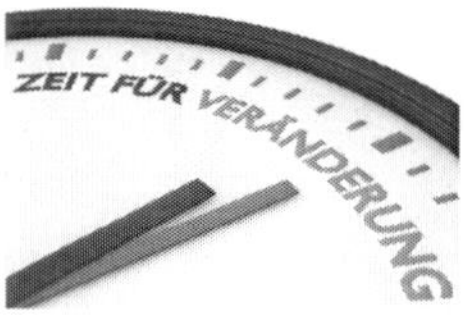

Eine Geschichte aus dem Buch Illusionen von Richard Bach (1). Sie handelt von einer Gruppe Wesen auf dem Grund eines großen Flusses lebten. Sie krallten sich fest an die Steine und Felsen des Flussbetts. Es war nun einmal ihre Art zu leben. So wehrten sie sich gegen die Strömung des Flusses. Ein Wesen langweilte sich, wollte sich verändern und ließ los. Sofort wurde es von der Strömung erfasst, hin und her und gegen die Felsen geschleudert. Aber dann, weil es sich nicht mehr gegen die Veränderung wehrte, wurde es nicht mehr verletzt.
Der Fluss des Lebens hebt uns gerne in die Freiheit, wenn wir ihn nur lassen. Unsere wirkliche Aufgabe ist diese Fortentwicklung.Wie heißt es doch so treffend? "Du allein bist verantwortlich für die Umstände, in welchen du lebst!"

Vom Glauben

Die Fabel von den Fröschen

Eines Tages entschieden die Frösche, einen Wettkampf zu veranstalten.Um es besonders schwierig zu machen, legten sie als Ziel fest, auf den höchsten Punkt eines großen Turms zu gelangen Am Tag des Wettlaufs versammelten sich viele andere Frösche, um zuzusehen Das Wettklettern begann.Es war aber so, dass keiner der zuschauenden Frösche daran glaubte, dass auch nur ein einziger der teilnehmenden Frösche wirklich das Ziel erreichen könne. Statt die Läufer anzufeuern, riefen sie: "Oje, die Armen! Sie werden es nie schaffen!" oder "Das ist einfach unmöglich!" oder "Das schafft Ihr nie!"

Und in der Tat schien es, als sollte das Publikum recht behalten, denn nach und nach gaben immer mehr Frösche auf. Das Publikum schrie weiter: "Oje, die Armen! Sie werden es nie schaffen!"

Wahrhaftig gaben bald alle Frösche auf - alle, bis auf einen einzigen, der unverdrossen an dem steilen Turm hinaufkletterte - und das Ziel erreichte.

Die Zuschauerfrösche waren vollkommen fassungslos und wollten von ihm wissen, wie er es geschafft habe. Einer der anderen Teilnehmerfrösche näherte sich ihm, um zu fragen. Als er keine Antwort bekam, bemerkten sie erst, dass dieser Frosch taub war! Verfasser unbekannt Fabeln beinhalten meist eine Botschaft. Welche Information steckt in dieser Fabel? Natürlich haben Sie es gewusst. „Höre nicht auf die, die dir sagen, dass du niemals dein Ziel erreichen wirst."

Aber es liegt noch eine Wahrheit in dieser Geschichte. Wenn der Sieger nicht selbst daran geglaubt hätte, sein Ziel zu erreichen, dann hätte ihm auch seine Taubheit nicht geholfen und auch er hätte aufgegeben.

Gibt es den Misserfolg?

„Erfolg ist die Fähigkeit, von einem Misserfolg zum anderen zu gehen, ohne seine Begeisterung zu verlieren." Winston Churchill

Was für eine Frage. Natürlich gibt es ihn, werden Sie sagen, da Sie ja bereits einige Misserfolge hinter sich haben. Gehen wir jetzt noch einmal zurück zu der Fabel mit den Fröschen.

Bis auf den einen Frosch, der an den Erfolg, das Erreichen der Turmspitze glaubte, haben alle anderen Frösche aufgegeben. Sie glaubten nicht, dass sie es schaffen würden, und haben ihren Glauben erfolgreich in die Tat umgesetzt. Mit anderen Worten, auch sie haben ihr Ziel erreicht. Sie waren demnach genauso erfolgreich, wie der Frosch, der die Turmspitze erreichte.

Zugegeben, sie erreichten das ursprünglich anvisierte Ziel nicht, aber nur deshalb, weil Sie nicht an die Möglichkeit glaubten, die Turmspitze erreichen zu können. Auf ihrem Weg nach oben änderten sie daraufhin ihr Ziel.

„Ob du glaubst, dass du es kannst oder nicht, du hast immer recht!" Dieser Spruch stammt aus dem Buch "Psycho-Kybernetik" von Maxwell Maltz.

Halten wir also fest, dass Sie immer das Ziel erreichen werden, an das Sie glauben. Insofern kann man also durchaus sagen, dass es keinen Misserfolg gibt, auch wenn das ursprüngliche Ziel (noch) nicht erreicht wurde. Allerdings ist es wichtig, das primäre Ziel nicht aufzugeben. Selbst dann nicht, wenn Sie es auch nach mehreren Anläufen nicht erreicht haben. Suchen Sie dann nach einer anderen Strategie.

Wie sagte Vincent van Gogh? „Das Gelingen ist manchmal das Endresultat einer ganzen Reihe missglückter Versuche".

Denkpause

Denken Sie immer daran - Sie können nur erfolgreich sein!

Lernen Sie, Ihre Erfolge zu sehen

Selbstvertrauen kommt mit dem Erfolg. Erfolg ist mit aktivem Tun verbunden. Je mehr Sie "tun", also sich zutrauen und je mehr Erfolge Sie ernten, desto belastungsfähiger wird Ihr Selbstwertgefühl.

Selbstsicherheit wächst mit den Herausforderungen, die man bewältigt, mit den großen und kleinen Erfolgen, die man für sich verzeichnen kann. Unglücklicherweise können viele von uns ihre Erfolge nicht sehen und starren lieber gebannt wie das Kaninchen vor der Schlange auf ihre noch nicht erreichten Ziele.

Auch Sie werden immer wieder einmal feststellen, dass Ihr innerer Schweinehund widerstandsfähiger ist und sich die eine oder andere Gewohnheit doch hartnäckiger hält als Sie es sich vorgestellt haben. Dann richten Sie Ihren Blick auf die Erfolge, die Sie bereits erreicht haben. Dies gibt Ihnen das notwendige Selbstvertrauen und die Stärke, diese Lücke innerhalb Ihrer Vorhaben zu schließen.

Haben Sie keine Angst vor Fehlern oder Schwächen. Angst vor Fehlern ist ein ausgezeichneter Motivationskiller. Wer keine Fehler machen will, wagt sich auch nicht an Neues – und blockiert damit seine Kreativität. Diese werden Sie benötigen, um die Ratschläge und Abnehmtipps, in Ihr Leben zu integrieren.

Allerdings blockiert man auch sein Selbstwertgefühl. Denn wenn man mit der Angst vor Fehlern lebt, wird man sich nie trauen, über die (bisherigen) Grenzen hinauszugehen und einfach einmal etwas zu versuchen, mag es zunächst auch mit einem gewissen Risiko behaftet sein.

Sie werden in diesem Buch zahlreiche Ratschläge und Abnehmtipps angeboten bekommen. Ja, es sind lediglich Angebote, die Sie annehmen können oder auch nicht.

Allerdings bedeutet dies nicht, dass Sie bis zur letzten Seite warten sollten, immer in der Hoffnung, dass noch ein Tipp folgt, der keine Veränderung verlangt. Aber keine Sorge, wenn Sie einige Kapitel gelesen haben, werden Sie verblüfft feststellen, dass sich Ihr Verhalten in bestimmten Situationen bereits unbewusst geändert hat. Fast automatisch werden Sie den einen oder anderen Ratschlag in die Tat umgesetzt haben.

Erinnern Sie sich an diese Nachricht, von einem Nutzer des von mir entwickelten Abnehmprogramms?

Sehr geehrter Herr Müller, seit vier Wochen lese ich fast täglich eine Seite. Anfangs dachte ich, dass Ihr Programm nie funktionieren würde. Einige der Anweisungen, z.B. ausgiebiger zu kauen, habe ich umgesetzt. Die Empfehlung mich im täglichen Ablauf mehr zu bewegen, habe ich zunächst belächelt. Ich dachte, was soll das Bringen Umwege zu machen, mein Auto weiter entfernt vom Zielort zu parken und all die anderen Beispiele. Diese Empfehlung werde ich nicht umsetzen. Obwohl ich also diese Empfehlungen eigentlich nicht umsetzen wollte, passierte mir vor einigen Tagen Folgendes. Wenn meine Frau unser Auto benötigt, fahre ich immer mit der Straßenbahn zu meiner Firma. Ich weiß nicht warum, aber vor drei Tagen stieg ich, für mich völlig überraschend, eine Haltestelle früher aus. Heute bin ich erneut und diesmal bewusst diese eine Haltestelle früher ausgestiegen. Ich denke, dies werde ich jetzt immer tun. Jetzt bin ich überzeugt von Ihrer Aussage, dass ich unbewusst und ohne Zwang mein bisheriges Verhalten ändern und mein Normalgewicht erreichen werde. Herzliche Grüße

Schreiben Sie hier doch einfach einmal auf, welche Ratschläge Sie in die Tat umsetzen wollen, oder bereits umgesetzt haben.

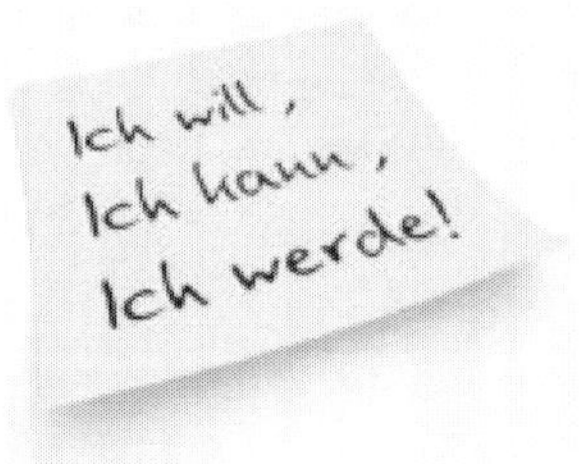

Die Lehre vom Durchhalten

Wenn Sie so zurückblicken, dann finden Sie sicher zahlreiche Beispiele von Vorhaben, aus denen dann doch nichts geworden ist. Sie wollten regelmäßig spazieren gehen und zum Fernsehen keine Chips mehr essen – oftmals vorgenommen, 100-mal nicht gemacht.

Geben Sie trotzdem nicht auf. Mit der richtigen Strategie werden Sie es schaffen, Ihre Vorhaben erfolgreich zu verwirklichen. Aber sich zu verändern, ist gar nicht so einfach.

Mark Twain formulierte dies so *"Eine Angewohnheit kann man nicht aus dem Fenster werfen. Man muss sie die Treppe hinunterboxen, Stufe für Stufe."*

Der Wunsch nach Veränderung ist sicher richtig und auch notwendig. Sie wissen, dass sie ihrer Gesundheit schaden, wenn sie so weitermachen. Sie wissen, dass sie sich besser fühlen, ihr Leben möglicherweise verlängern würden, wenn sie ihr Verhalten änderten. Warum hilft Ihnen dieses Wissen nicht, warum ist es so schwer, das Richtige auch zu tun? "Weil die Umwelt voll von Versuchungen ist", sagt Ralf Schwarzer, Professor für Gesundheitspsychologie an der FU Berlin. „Welche Verlockungen sind das? Es ist sicher viel schöner, im warmen Bett zu bleiben, wenn es draußen kalt ist oder es regnet und man ja eigentlich joggen wollte. Vor dem Fernseher doch noch das Glas Wein, die Flasche Bier trinken, statt einfach nur Tee oder Wasser trinken. Warum tun wir das? In unserer schnelllebigen Zeit wollen wir auch den schnellen Erfolg. Weniger Gewicht, ein besseres und leichteres Lebensgefühl. Natürlich bessere Cholesterinwerte, verschwundener Bluthochdruck, keine Rücken- oder Gelenkschmerzen mehr. Der Erfolg sollte gleich am nächsten Tag spürbar und auch sichtbar - 10 Kg weniger auf der Waage - sein, wenn wir den Wein oder das Bier nicht getrunken haben. Mit dieser Erwartung verschieben wir notwendige Änderungen, Bewegungspläne, Anti-Stress-Programme.

> *Schwarzer, der mit seinen Mitarbeitern Urte Scholz und Benjamin Schütz seit Jahren die Gesetzmäßigkeiten menschlichen Gesundheitsverhaltens erforscht, weiß um das Dilemma: "Längerfristige Ziele stehen im Dauerkonflikt mit schnellen Belohnungen, die sich anbieten. Fast niemand verändert Verhaltensweisen einfach so. Sie sind meist zu tief verwurzelt*

in unseren Gewohnheiten, oft über Jahrzehnte eingeübt, an Stimmungen und Gefühle geknüpft, die jedoch mit dem ursprünglichen Anlass nichts mehr zu tun haben. So isst vermutlich kaum jemand zu viel, weil er immer Hunger hat." "Wir essen, weil wir müde, gelangweilt, einsam, ängstlich, deprimiert oder gestresst sind", sagt Robert Thayer, Psychologieprofessor an der California State University, in der Zeitschrift, "Psychologie heute."

Was wollten Sie schon immer verändern?
Hier können Sie ein Vorhaben notieren, welches Sie ab sofort verwirklichen wollen. Schreiben Sie auch dazu, wie Sie Ihr „Wollen" umsetzen möchten:

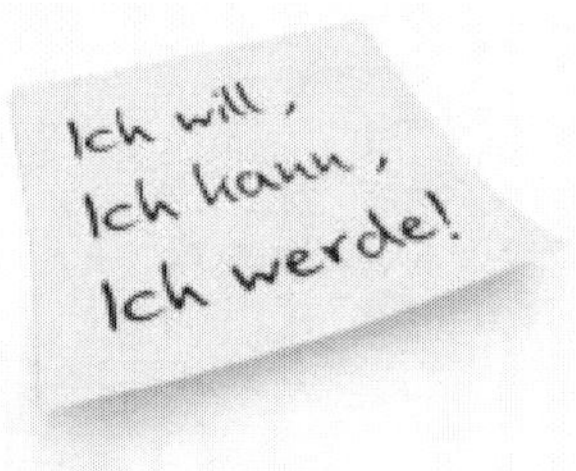

Wie können Sie Wissen in die Tat umsetzen?

Eine kleine Zwischenbilanz

Sie haben bereits einiges darüber erfahren, wie man sein Normalgewicht erreichen könnte. Vieles haben Sie sicher bereits seit Jahren gewusst. Trotzdem sind Sie noch keinen Schritt weitergekommen und leiden weiterhin unter Ihrem Übergewicht.

Wissen haben Sie genug, was Ihnen fehlt, ist das Können?

Damit es Ihnen mit diesem Buch nicht so geht, wie mit den Büchern, die Sie bereits in Ihrem Bücherschrank haben und dort verstauben, werden Sie auf den nächsten Seiten erfahren, wie es Ihnen gelingen kann, Ihr Wissen in die Tat umzusetzen. Ich weiß nicht mehr, auf welcher Website ich diesen treffenden Vergleich gefunden habe. Dort stand: Viele Ratsuchende sind wie eine Schmetterlingsraupe. Sie fressen jedes verfügbare Wissen in sich hinein. Alles, was eine Lösung verspricht, wird verschlungen. So wie die Raupe immer dicker und unbeweglicher wird, so fühlen sich auch die Ratsuchenden immer unwohler. Die Raupe spinnt sich in den Kokon ein, bereitet sich auf die Verwandlung zum Schmetterling vor. Doch die wenigsten Ratsuchenden nehmen sich die Zeit, sich mit ihrem angesammelten Wissen in Ruhe zurückzuziehen, von ihren Vorräten zu zehren und das Brauchbare vom Unnützen zu trennen. So wie die Raupe im engen Kokon gefangen ist, so fühlen sich die Ratsuchenden mit ihren Bergen von Wissen gefangen. Denn Wissen allein ist wertlos. Der Schlüssel zu Ihrem Erfolg ist das gelungene Umsetzen des Wissens in Ihren Alltag. Es ist der Durchbruch der Raupe durch den Kokon, das Aufklappen der Flügel und die ersten wackeligen Flugversuche.

Wie der Schmetterling werden auch Sie zunächst ebenfalls zunächst einmal einige Mühe damit haben, Ihr Wissen komplett in die Tat umzusetzen.

Deshalb mein Rat, beginnen Sie mit kleinen Schritten. Suchen Sie sich etwas aus, was Ihnen leicht fällt auszuführen.

Kennen Sie den Begriff der Kettenreaktion? Am Beispiel dicht hintereinandergestellter Dominosteine können Sie diese Kettenreaktion sichtbar machen.

Als Domino-Effekt bezeichnet man eine Abfolge von – meist ähnlichen – Ereignissen, von denen jedes einzelne zugleich Ursache des folgenden ist und die alle auf ein einzelnes Anfangsereignis zurückgehen. Der Dominoeffekt entspricht also einer Kettenreaktion.

Abnehmen mit dem Dominoeffekt bedeutet, mit der ersten Gewohnheit zu brechen, oder einfach damit anzufangen, etwas zu verändern, bzw. Wissen umzusetzen.

Wie das Bild verdeutlichen soll, kann man sich die einzelnen Ursachen für das Übergewicht als im Kreis aufgestellte Dominosteine vorstellen. Egal nun, welchen Stein man umkippt (die Ursache beseitigt), wird dieser Stein auch die anderen Steine (Ursachen), zum Umkippen bringen. Für Sie bedeutet dies, dass es nicht wichtig ist, welche Ursache für Ihr Übergewicht von Ihnen zuerst beseitigt wird. Die dadurch freigesetzte Energie wird letztendlich den Teufelskreis der Ursachen für das Übergewicht auflösen. Sie werden abnehmen und für immer Ihre erreichtes Normalgewicht halten können. Wie viel Energie muss ich dafür aufwenden? Manche der Steine sind leicht umzukippen, andere dagegen benötigen mehr Energie. Im Klartext: Mache Ursachen können Sie leicht beseitigen, andere dagegen widersetzen sich Ihren Bemühungen stärker. Ich empfehle, mit einer leicht zu beseitigenden Ursache, zu beginnen. In der Regel reicht die dadurch freigesetzte Energie aus, auch die anderen Ursachen erfolgreich zu beseitigen.

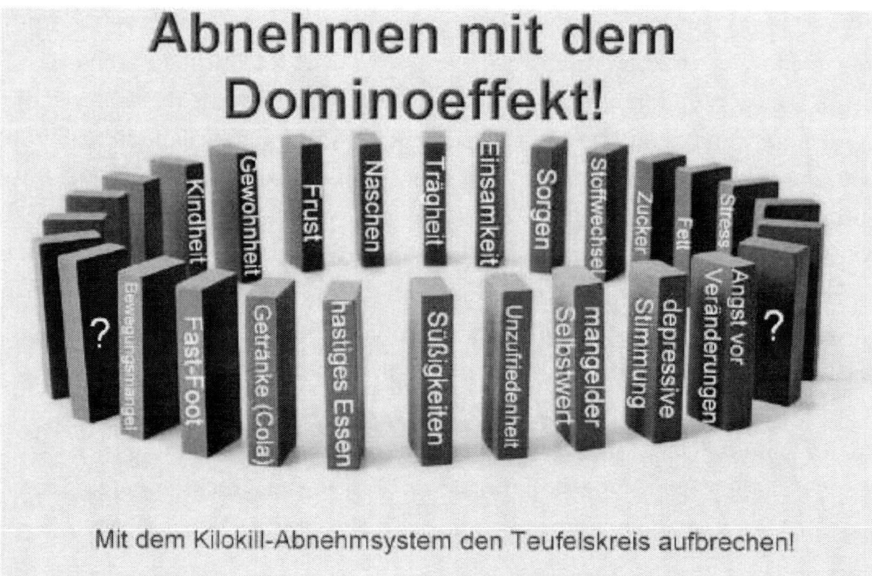

Erinnern Sie sich? *„Eine Veränderung hält die Tür offen, damit auch die anderen Veränderungen eintreten können."* von Niccoló Machiavelli

Welchen Dominostein wollen Sie jetzt umwerfen?

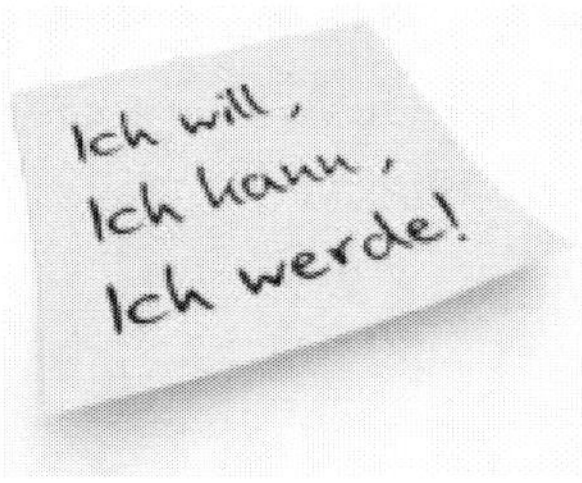

Vorhaben kann man am ehesten umsetzen, wenn man eine Planung für das „Wie" hat. Bringen Sie Ihre guten Vorsätze sofort zu Papier. Allein diese Handlung trägt schon zum Gelingen bei. Wer etwas notiert, verleiht dieser Sache Gewicht. Das Ziel ist nicht mehr nur ein „Spruch", sondern ein konkretes Vorhaben.

Die Geheimnisse des zielorientierten Handelns

1. Formulieren Sie Ihr Ziel konkret.

„Ich möchte abnehmen“ oder auch „ich wünsche mir mein Normalgewicht“ Wer aber sein Ziel in dieser Weise formuliert, wird sicher zu den 80% gehören, die mit ihren Vorsätzen scheitern. Warum? Das Ziel ist nicht konkret genug! Stellen Sie sich vor, Sie hätten einen Butler. Ihrem Butler sagen Sie: „Ich würde gerne einmal einen Kaffee trinken.“ Wie soll der Butler diesen Auftrag verstehen? Er weiß nicht, ob Sie den Kaffee gleich oder erst nächste Woche trinken wollen, ob er ihn zu Ihnen ins Arbeitszimmer bringen oder auf der Terrasse servieren soll. Wenn überhaupt wird er Ihren Wunsch sicher nicht korrekt ausführen können, da er zu wenig Informationen hat.
Wenn Sie ihm aber ganz konkret sagen: „Um 17.00 Uhr bringen Sie mir einen Kaffee mit Milch in mein Arbeitszimmer“, dann wird er ganz bestimmt Ihren Wunsch erfüllen. Warum dieses Beispiel? Sie werden es erfahren, wenn Sie einige Seiten weiter über das Unterbewusstsein lesen. Eine konkrete Aussage wäre zum Beispiel: „Ich habe in zwei Monaten 5 Kilo abgenommen, da ich mir einen Plan mache und diesen einhalten werde.“ Natürlich sollten Sie sich auch einen Plan ausdenken.

Aber bleiben Sie bei Ihren Vorsätzen realistisch!

„Ich will 20 Kilo weniger in 6 Wochen wiegen, nie mehr Süßigkeiten essen und jeden Tag Joggen gehen. Außerdem werde ich noch eine Diät machen.“ So einen Plan werden Sie niemals durchhalten können, denn er ist völlig unrealistisch und deshalb zum Scheitern verurteilt. Nicht nur, dass 20 Kilo in 6 Wochen physiologisch nicht möglich sind, selbst wenn Sie in diesen 6 Wochen nur Wasser zu sich nehmen, werden Sie bestimmt einmal wieder ein Stück Schokolade essen und es wird auch Tage geben, an denen Sie keinen Sport treiben können. Wenn Sie sich nun solche Ziele vornehmen, dann ist Ihr Versagen vorprogrammiert. Scheitern an sich ist ja nichts Schlimmes – die meisten Menschen schließen aber daraus, dass sie Versager seien und ihre Ziele sowieso nicht erreichen können. Sie resignieren, geben ihr Ziel auf und versuchen sie es dann gar nicht mehr. Die Folge des Scheiterns – oder besser gesagt unsere Einstellung dazu – ist schlimmer als das Scheitern selbst. Es ist erforderlich, will man Erfolg haben, sich realistische Ziele zu setzen, die man auch erreichen kann. Beginnen Sie mit kleinen Schritten. Kennen Sie die Frage, wie man einen

Baum in den Ofen bekommt? Die Antwort ist: „In kleinen Scheiten". Es definitiv besser, mit wenig anzufangen und dadurch sicher das Ziel zu erreichen, als das Ziel aufzugeben.

Denken Sie immer daran, dass Sie ja auch nicht in kürzester Zeit Ihr Übergewicht aufgebaut haben!
Aber keine Sorge, so lange werden Sie nicht benötigen, um Ihr Normalgewicht zu erreichen.

Raum für Ihre Notizen:

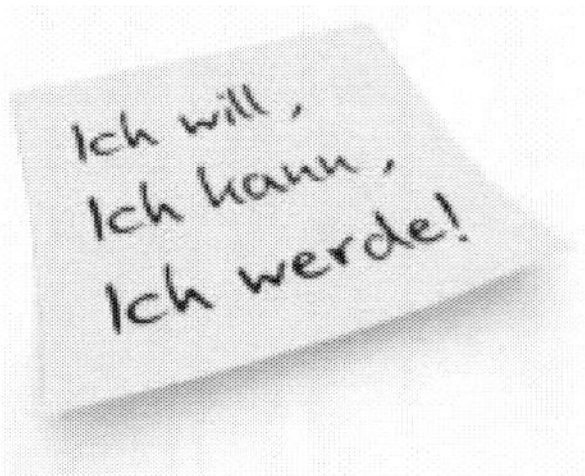

Von der Motivation

Wir können aber den Gewohnheiten widerstehen und durch zielgerichtete Verhaltensweisen ersetzen. Die Erkenntnisse der Experten können uns dabei helfen.

In zahlreichen Studien haben Psychologen in Deutschland und Amerika das vor- und nachsorgebezogene Verhalten von Kranken, Gesunden und Genesenden analysiert. Sie wollten herausfinden, was es Menschen so schwer macht, sich schädliches Verhalten abzulegen und Gesundheitsförderndes anzugewöhnen. Die komplizierten Prozesse der Veränderung wurden bis ins Kleinste seziert, Einsichten und Emotionen abgefragt - wann greift Motivation, an welcher Stelle Boykott?

Aus den Erkenntnissen formulieren die Experten Strategien für erfolgreiche Verhaltensänderung. "Die Schwäche steuern", sagt Ralf Schwarzer, sei der Kern. Demnach bestimmen im Wesentlichen zwei Phasen darüber, wie gut wir uns gegen Versuchungen wappnen können.

1. Motivationsphase

Je stärker die Absicht oder der Wille ist, und je optimistischer die Beurteilung der eigenen Kraft, desto eher wird der Vorsatz gelingen.
Will ich wirklich dünner werden oder wünsche ich es mir nur?

Vom Wunsch zum Wollen!

Irgendwann wünscht sich die oder der Übergewichtige, normalgewichtig zu sein. Nun besteht aber ein Unterschied zwischen Wunsch und Wollen.

Am Anfang steht der Wunsch, endlich einen schlanken Körper zu haben. Diesen Wunsch möchte man sich erfüllen. Oder ist es nicht eher so, dass man sich den Wunsch erfüllen lassen will?

Eventuell haben Sie bereits einmal versucht, mit Akupunktur oder einer anderen Methode Ihr Gewichtsproblem in den Griff zu bekommen. Der Grund, dass es Ihnen nicht gelungen ist, liegt darin, dass Sie glaubten, der Berater oder Therapeut würde Ihren Wunsch erfüllen. Das heißt, Sie hatten zwar den Wunsch Ihr Gewicht zu reduzieren, aber eben nicht den Willen. Damit will ich kein Urteil über Ihre Willenskraft abgeben. Aber wie der Raucher der aufhören will, und es nicht schafft, weil seine Gewohnheiten ihn daran hindern, sind es Gewohnheiten, die uns hindern unser Verhalten zu ändern. Fazit: Der Wunsch ist verwandt mit der Sehnsucht. Vom Willen unterscheidet er sich im Grad der

Entschiedenheit oder Entschlossenheit: Der Wunsch stellt damit das frühe Stadium des Willens dar. Allerdings wird noch wird zögerlich formuliert, abgewogen und überlegt. Beim Willen ist man dagegen sicher, sich für das nun klar definierte Gewünschte selbst zu engagieren.
Goethe sagte dazu:
„Unsere Wünsche sind Vorgefühle der Fähigkeiten, die in uns liegen, Vorboten dessen was wir zu leisten imstande sein werden.“

Traue ich mir zu, die Veränderung einzuleiten (und auch durchzuhalten)? Der Wunsch allein reicht als Motivation nicht aus; denn wie bereits geschrieben, liegt die Belohnung ja erst in der Zukunft.

Wenn man aber davon überzeugt ist, dass die Veränderung genügend Vorteile bringt, dann ist auch ist die Bereitschaft groß, tatsächlich aktiv zu werden und dies bis zum Erreichen des Ziels.

Selbstvertrauen in eine Kraft, mit welcher man alle Vorhaben bewältigen kann. Wenn Sie denken: Das schaffe ich sowieso nicht, dann werden Sie es auch nicht schaffen!
Untersuchungen verschiedener Psychologen aus Deutschland und Amerika haben gezeigt, dass Menschen, die ihre Vorsätze mit großer Zuversichtlichkeit angehen, länger durchhalten und sich von Rückschlägen (die leider immer wieder einmal vorkommen) weniger von ihrem Ziel verabschieden.

2. Die Aktions- oder Handlungsphase

Unter Handeln bezeichnet jede zielgerichtete Aktivität, die von Motiven geleitet und vom Wollen geprägt ist. Dies kann ein Tun oder ein Unterlassen sein. Es ist demnach anders zu bewerten als das Verhalten, das allenfalls unbewusst motiviert ist und/oder ohne Zielvorgabe abläuft.
Ihr Übergewicht ist durch Ihr Verhalten entstanden, denn Sie haben es ja weder geplant, noch als ein erstrebenswertes Ziel angesehen.

Wenn Sie jetzt den Willen und das Ziel haben abnehmen zu wollen, dann müssen Sie also etwas tun, z.B. sich mehr bewegen, oder etwas unterlassen, z.B. beim Fernsehen keine Chips mehr essen. Dies erfordert aber in jedem Fall zunächst eine bewusste Entscheidung für oder gegen etwas.

Zunächst bedeutet, dass aus mehrfach hintereinander erfolgten und bewusst ausgeführten Handlungen, ein Verhalten werden kann. Dies führt dann dazu,

dass nach dem Erreichen des Zieles, Ihrem Normalgewicht, dieses von Ihnen auch für immer und ohne Mühe gehalten werden kann.
„Motivation bringt dich dazu, loszulegen. Gewohnheit lässt dich weitermachen.“
Jim Ryun

Jetzt möchte ich Ihnen noch einen Link empfehlen, der zu Webseite von Akademie.de führt. Im kostenlosen E-Book "Dieses Jahr schaff' ich es!" verrät Ihnen Angelika Stein, wie Sie Fitness- und Ernährungstipps in die Tat umsetzen. Mit alltagstauglichen Lern-Strategien, handfesten Gesundheitstipps und Checklisten für den Erfolg verspricht Ihnen dieses Buch einen neuen Weg zum Erreichen Ihrer angestrebten Ziele. Das ist die Kurz-URL: http://wck.me/uJ
Schreiben Sie hier alle Gedanken zu diesem Thema auf, die Ihnen in den Sinn kommen.

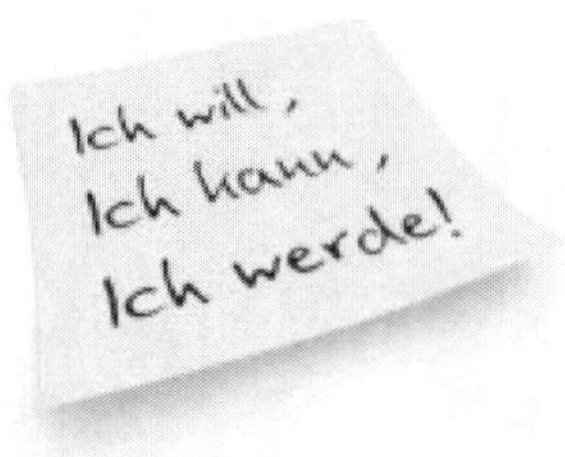

Lernen Sie den unbewussten Spielraum kennen

Haben Sie bewusst zugenommen? Irgendwann in Ihrem Leben haben Sie beschlossen zuzunehmen? Natürlich nicht. Denn dann hätten Sie sich ja dazu zwingen müssen und hätten es wahrscheinlich niemals geschafft. Jetzt haben Sie beschlossen, dass Sie abnehmen wollen. Sicher ein notwendiger und guter Entschluss.

Stellt sich die Frage, wie können Sie diesen Entschluss erfolgreich in die Tat umsetzen? Die Antwort finden Sie, wenn Sie sich die Frage beantworten, wie Sie zugenommen haben.

1. Antwort

Sie haben zugenommen, weil sich Ihr Stoffwechsel krankhaft verändert hat? Tatsächlich gibt es Erkrankungen, die eine Gewichtszunahme hervorrufen können. Eine Schilddrüsenunterfunktion kann im gewissen Maße verantwortlich sein. Allerdings trifft dies, bei weniger als 5% aller Übergewichtigen zu.

Sie nehmen Medikamente ein? Zum Beispiel Cortison oder ein Mittel gegen Depression? Nein? Dann gehören Sie, mit an Sicherheit grenzender Wahrscheinlichkeit, zu den 95%, die unbewusst zugenommen haben, nur weil sie ein wenig mehr Energie zuführten, als sie verbrauchten.

2. Antwort

Sie haben bewusst täglich so viel gegessen, dass Sie sich nach jeder Mahlzeit unwohl, schlapp und müde gefühlt haben. Das langsam nachlassende Magendrücken und das Verschwinden des unerträglichen Völlegefühls führten dazu, dass Sie sich die nächste Mahlzeit förmlich herbeisehnten.
Nein?

3. Antwort

Sie wissen nicht, wieso Sie zugenommen haben, denn soviel essen Sie doch gar nicht! Diese Antwort ist richtig! Tatsache ist, dass wir nicht bemerken, ob wir am Tag 100 oder 300 Kcal mehr als notwendig zu uns nehmen. Genauso wenig bemerken wir aber auch, ob wir diese Kalorien weniger essen.

Tatsache ist weiterhin, dass 100 Kcal/Tag mehr über den Verbrauch, im Jahr 5 Kilogramm Gewichtszunahme bedeuten. Dabei ist es unerheblich, ob Sie jeden Tag diese 100 Kcal zu viel zu sich nehmen, oder an einem Tag weniger und dann am nächsten Tag 200 Kcal. Was zählt ist der Durchschnitt.

Sie haben demnach völlig unbewusst und automatisch zugenommen.

Die dritte und richtige Antwort hat Ihnen gezeigt, dass Sie völlig automatisch und unbewusst zugenommen haben.

Die Nahrungsaufnahme gehört zu den elementaren Grundbedürfnissen jedes Lebewesens und wird deshalb zum größten Teil unbewusst gesteuert. Sie in allen Facetten bewusst steuern zu wollen, zum Beispiel während einer Diät, ist nicht möglich. Meist führt dieser Versuch früher oder später zum Abbruch der Bemühungen.

Allerdings gibt es einen Grenzbereich, in dem das Abnehmen fast automatisch erfolgt. Genau so automatisch, wie Sie bislang zugenommen haben. Nehmen wir an, Sie essen täglich 100 Kcal mehr als Sie verbrauchen. Das wären in einem Jahr 36.500 Kcal, die in Kilogramm ausgedrückt eine Gewichtszunahme von 5 Kilogramm bedeutet.

Produkt	Kalorien	Abnahme pro Jahr
½ Liter Cola/Limonade	220 - 250 Kcal	ca 10 Kg
½ Tafel Schokolade	260 Kcal	ca 11 Kg
1 Teilchen zum Kaffee	300 – 600 Kca	ca 15-20 Kg
1 Banane	170 Kcal	ca. 6 Kg
1 Schokoriegel (Mars etc.)	250 - 300 Kcal	ca 12 Kg
1 Flasche Bier	230 Kcal	ca. 12 Kg
1 Gl. Wein	140 Kcal trocken	ca. 7-14 Kg
	280 Kcal süß	
100 Gr. Chips etc	350 Kcal	ca. 15 Kg
100 Gr. Nüsse	500 - 600 Kcal	ca. 20 Kg

Erschreckend?

Mag sein, aber denken Sie daran, dass dies auch umgekehrt funktioniert. Nur 100 Kcal weniger pro Tag verzehrt, als man benötigt, bedeuten im Jahr 5 Kilogramm Gewichtsabnahme.

Überprüfen Sie, was Sie täglich zu sich nehmen und wählen Sie nur ein einziges Produkt aus, welches Sie ab heute nicht mehr essen/trinken werden. Dabei hilft Ihnen sicher obige Tabelle.

Wie wirkt eine solche Maßnahme?

Brian Wansink schreibt in seinem Buch „Essen ohne Sinn und Verstand“ von einer Bekannten, die er über ein Jahr lang nicht gesehen habe und die deutlich schlanker geworden sei.

Auf seine Frage, was sie denn so alles unternommen habe, um abzunehmen, antwortete sie, dass sie nichts unternommen hätte und einfach so abgenommen habe.

Sie müsse aber irgendetwas verändert haben, denn einfach so nehme man nicht ab, es sei denn, eine Krankheit wäre die Ursache. Sie sei kerngesund, und seitdem sie keinen Kaffe mehr trinkt, da sie das Coffein nicht vertrage, fühle sie sich ausgezeichnet. Da Wansink wusste, dass seine Bekannte ihren Kaffee nie gesüßt trank, konnte dies nicht der Grund sein.

Im weiteren Gespräch erfuhr er aber, dass sie, wegen des Coffeins, auch keine Cola mehr trank, wovon sie früher ca. einen Liter pro Tag getrunken habe. Damit war das Rätsel gelöst. Ohne Mühe, ohne Diät und ohne dem Zwang auf etwas verzichten zu müssen, nahm sie durch eine einzige Maßnahme ab.

Im Prinzip lässt sich die Gewichtsabnahme nach einer einfachen Formel berechnen. Die täglich eingesparten Kalorien, viel mehr als 200 - 300 sind nicht notwendig, durch 10 teilen ergibt die Anzahl der Pfunde, die Sie im Jahr abnehmen werden

Wie die meisten Beispiele hat auch dieses einen Haken. Sie werden kein Gramm mit 200 Kcal/Tag weniger abnehmen, wenn Sie einen Energiebedarf von ca. 2800 Kcal haben, aber bisher jeden Tag 3400 Kcal zu sich nehmen, dann haben Sie immer noch einen Energieüberschuss von 400 Kcal und werden, zwar langsamer aber trotzdem weiter zunehmen.

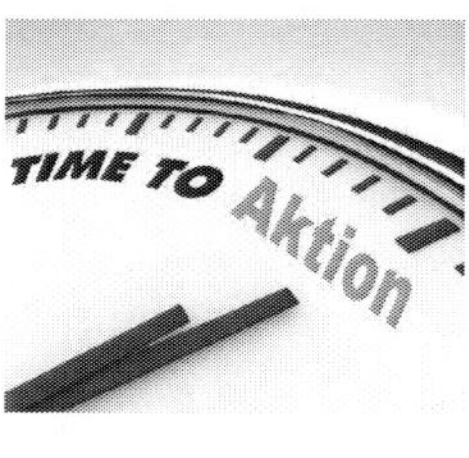

Was könnten Sie weglassen, um täglich 100 - 200 Kcal einzusparen?

Natürlich können Sie nach und nach immer mehr weglassen.
Legen Sie eine Priorität fest.

1.

2.

3.

4.

5.

Verantwortliches Unterbewusstsein

Bewusstsein kontra Unterbewusstsein? Es ist nicht meine Absicht Ihnen die gesamte Komplexität des Bewusstseins und Unterbewusstseins darzulegen, zumal es in der Wissenschaft dieses Unterbewusstsein gar nicht zu geben scheint. Allerdings sind auch über das Bewusstsein von der Wissenschaft keine klaren Aussagen zu erwarten. Begeben Sie sich also auf eine Reise in das menschliche Unwissen.

Mit anderen Worten, alles was Sie nachfolgend lesen, ist durch wissenschaftliche Untersuchungen nicht bewiesen und kann wohl auch nicht bewiesen werden, solange nach einem Organ gesucht wird, welches sich zerlegen lässt, wie z.B. die Leber.

Überfliegen Sie diese Seite nicht nur. Wenn Sie diese Seite aufmerksam lesen und ihre Botschaft verstanden haben, werden Sie den Sinn vieler Anweisungen und Hinweise auf den noch folgenden Seiten besser verstehen.

Lesen Sie diese Seite also nicht zwischen Tür und Angel. Im Übrigen gilt dieser Rat für alle Seiten dieses Buches. Denken Sie über das Thema jeder einzelnen Seite in Ruhe nach.

Das Bewusstsein

Zunächst schauen wir uns einmal an, was es so für Theorien über das Bewusstsein gibt. Bewusstsein ist in der Psychologie die besondere Art des Erlebens, in der der Mensch seelische Vorgänge als gegenwärtig und in ihrer Zugehörigkeit zum „Ich" erfährt. Bewusstsein ist philosophisch die Gewissheit des "Ich selbst" im Denken und Wahrnehmen. Gesellschaftliches Bewusstsein ist ein Begriff des Marxismus für die Gesamtheit der gesellschaftlich vermittelten Ansichten, Gedanken, Ideologien; jeweils abhängig von der konkreten historischen Situation. Soweit einige Aussagen aus verschiedenen Blickwinkeln. In Wahrheit wird das Phänomen des Bewusstseins, aus naturwissenschaftlicher Sicht, noch nicht verstanden. Und schließlich scheint es anders als bei anderen Problemen ungeklärt, anhand welcher Kriterien eine Lösung des Problems überhaupt als solche erkennbar sein könnte.
Der materialistische Ansatz, der in der Hirnforschung herrscht, geht davon aus, dass das Gehirn unser Bewusstsein produziert. Dabei hat man die Vorstellung, dass das Bewusstsein ein räumlicher Film sei, der vom Gehirn hergestellt wird. Es gibt bis heute jedoch keinen Ansatz, der auch nur im Entferntesten erklären könnte, wie aus den elektrischen Mustern im Gehirn räumliche Bilder, Geräusche, Gerüche, Geschmack, Gefühle und bewusste Gedanken entstehen können.

Dies bestätigten elf führende Neurowissenschaftler 2004 in ihrem „Manifest". Darin steht wörtlich: „Nach welchen Regeln das Gehirn arbeitet; wie es die Welt so abbildet, dass unmittelbare Wahrnehmung und frühere Erfahrung miteinander verschmelzen; wie das innere Tun als »seine« Tätigkeit erlebt wird und wie es zukünftige Aktionen plant, all dies verstehen wir nach wie vor nicht einmal in Ansätzen. Mehr noch: Es ist überhaupt nicht klar, wie man dies mit den heutigen Mitteln erforschen könnte. In dieser Hinsicht befinden wir uns gewissermaßen noch auf dem Stand von Jägern und Sammlern."

Hier einige Aussagen zum Bewusstsein

- Bewusstsein ist das Jetzt des Denkens.
- Bewusstsein ist Nachdenken.
- Ein Teil des Bewusstseins ist Nachdenken über sich selbst.
- Bewusstsein ist die Gewissheit der eigenen Person.

- Bewusstsein ist die Einordnung in ein örtliches, zeitliches und soziales Gefüge.
- Ein Teil des Bewusstseins hängt stark mit der Sprache zusammen.
- Bewusstsein ist kein Ding, sondern ein Prozess.
- Bewusstsein verändert sich fortwährend.
- Bewusstsein ist eine Funktion des Unterbewusstseins.
- Das Unbewusste ist älter als das Bewusstsein.
- Bewusstsein ist nicht einem einzelnen Gehirnteil zuzuordnen..
- Bewusstsein ist nur ein kleiner Teil der Informationsverarbeitung im Gehirn.

Diese Liste ließe sich beliebig verlängern.

Was ist also Bewusstsein?

Bewusstsein ist das Wissen um das eigene Sein. Daraus ergibt sich die Fähigkeit des Menschen, seine Umwelt zu gestalten oder sich dieser anzupassen, sowie Fehler zu machen und sein „Sein" selbst zu vernichten, also die Fähigkeit zum Selbstmord. Diese Fähigkeit zum Selbstmord muss nicht dadurch gekennzeichnet sein, dass man sich eine Kugel in den Kopf schießt. Selbstmord kann auch dadurch geschehen, dass es dem Menschen möglich ist, durch wiederholte bewusste Handlungen im Unterbewusstsein verankerte und für das Überleben des Individuums sinnvolle Reaktionsmuster zu verändern.

Wenn wir dies nicht könnten, wäre es unmöglich die natürlichen Regelkreise des Hungergefühls zu verändern. Wir könnten also gar nicht übergewichtig werden.

Sie werden auf weiteren Seiten über diese Regelkreise lesen und Strategien kennen lernen, diese wieder in ihre natürliche Funktion zurück zu versetzen. Soweit einige Ausführungen zum Bewusstsein.

Das Unterbewusstsein

Kaum erforscht und doch vorhanden.

Was ist das Unterbewusstsein?

Wie schon ausgeführt, gibt es hier ebenfalls keine wissenschaftlich anerkannten Beweise. Ja meist wir das Vorhandensein verneint. Eine Ausnahme bildet die Psychologie. Hier wird es dann mit dem Begriff Verhaltensmuster umschrieben. Auch viele Grenzwissenschaften versuchen, das Unterbewusstsein zu beschreiben.

Hypnosetherapeuten arbeiten gern mit der Erklärung, in der Hypnose die Möglichkeit zu haben, das Unterbewusstsein direkt anzusprechen und ihm gewisse Reaktionsmuster abgewöhnen oder anerziehen zu können. Letztlich ist es aber nicht maßgebend, ob wir den Sitz des Unterbewusstseins kennen oder dessen Vorhandenseins beweisen können.

Einigen wir uns auf folgende Annahme.

Das Unterbewusstsein ist ein Bereich unserer Persönlichkeit, der uns ohne Mithilfe unseren bewussten Denkens Handlungen ausführen lässt, die an bestimmte Erfahrungen oder Reize geknüpft sind. Es ist somit der Sitz unserer Verhaltensmuster, unserer Reflexe und auch unseres Glaubens.

Nun könnte man meinen, das Unterbewusstsein sei Ihr Feind, den es mit aller Kraft Ihres Intellekts zu bekämpfen gilt, damit Sie schlank werden können. Dies würde aber voraussetzen, dass Ihr Unterbewusstsein selbstständig denken könnte, mit dem Ziel Ihnen zu schaden. Das ist natürlich Unsinn.

Das Gegenteil ist der Fall. Ihr Unterbewusstsein unterscheidet (leider?) nicht zwischen gut und böse, es unterscheidet auch nicht zwischen schädlich und unschädlich. Es ist nichts weiter als Ihr treuer Diener. Es hilft Ihnen, Zeit und Bewusstseinsenergie für nicht alltägliche Handlungen und Projekte frei zu haben. Es hält Ihnen sozusagen den Rücken frei.

Wenn Sie Ihr Unbewusstsein verlieren würden, müssten Sie jeden Tag neu lernen, wie man Auto fährt. Oder denken Sie jedes Mal darüber nach, wie die Reihenfolge Ihrer Handlungen abzulaufen hat, damit sich das Auto in Bewegung setzt?

Wenn Ihr Unterbewusstsein also nur das ausführt, was Sie ihm eingeübt haben, es ist ja schließlich Ihr treuer Diener, dann müsste man ihm doch auch befehlen können, Sie nicht bei jeder Wurstbude eine Bratwurst essen zu lassen?

Grundsätzlich können Sie das ja auch. Aber leider eben nicht, indem Sie ihm nur einmal sagen, es solle dieses oder jenes lassen. Da reagiert dieser zuverlässige Diener sehr trotzig und stur. Auch kann es sein, dass es sie nicht versteht.

Ihr Unterbewusstsein lernt aus Wiederholungen.

Um bei dem Beispiel mit der Wurstbude zu bleiben. Dass Sie an der Wurstbude immer ganz automatisch ein Hungergefühl entwickeln und eine Bratwurst kaufen, kann einfach ausgedrückt, daran liegen, dass Sie wiederholt, wenn Sie Hunger hatten, an einer Wurstbude eine Bratwurst gegessen haben. Ihr treuer Diener hat sich das gemerkt und glaubt nun, ihnen damit zu helfen, dass "ES" sobald Sie einen Imbiss sehen, ein Hungergefühl (Bedürfnis) in Ihnen erzeugen muss.

Wenn Sie in Zukunft, ohne dieses Bedürfnis, an einem Imbiss vorbeigehen und keine Bratwurst essen wollen, dann müssen Sie es Ihrem Unterbewusstsein mitteilen, indem Sie mehrfach bewusst keine Bratwurst essen. Wer seinem Unterbewusstsein eine neue Aufgabe vermitteln will, muss bestimmte Ratschläge wiederholt bewusst auszuführen.

Es genügt eben nicht, gelegentlich jeden Bissen 20-30-x zu kauen, oder ab und zu einmal die Treppe zu benutzen anstatt des Aufzugs. Wenn Sie ihrem Unterbewusstsein den Befehl geben wollen, sie nicht mehr den Aufzug benutzen zu lassen, dann müssen Sie das alte Muster den Aufzug zu nehmen, durch die Gewohnheit, den Aufzug nicht zu benutzen und die Treppe zu nehmen, ersetzen.

Das Unterbewusstsein versteht nur(?) Handlungen. Tatsache ist, dass Ihr Unterbewusstsein Taten am besten versteht. Denken Sie an die Handlungsabläufe, die notwendig sind, um ein Auto in Bewegung zu versetzen. Völlig automatisiert.

Beispiele aus der Literatur zeigen aber auch, dass Ihr Unterbewusstsein nicht nur Handlungen versteht und darauf reagiert, sondern auch einfache und klare Anweisungen. Dies gilt für positive wie negative Gedanken. Hypnosetherapeuten gehen davon aus, dass das Unterbewusstsein kein „Nein“ versteht. Wenn Sie sich selbst z.B. immer wieder sagen "Ich will nicht mehr dick sein.“ bleibt die Botschaft "Dick sein" übrig. Das ist eine etwas vereinfachte Darstellung, aber damit soll klar werden, wie ungünstig mehrdeutige Botschaften wirken.

Besser ist die Aussage „Jeden Tag bin ich leichter immer leichter“. Hier ist die Aussage „Leichter sein“ und Ihr Unterbewusstsein versteht diese Botschaft, dass Sie leichter sein wollen.

Es ist außerdem vorteilhaft, den gewünschten Zustand als gegeben auszudrücken. Also nicht ich werde leichter sein, sondern „ich bin leichter“.

Denkpause

Denken Sie einmal über Ihre negativen Botschaften nach, die Sie täglich Ihrem Unterbewusstsein senden.

Dazu gehören Gedanken wie: „Das kann ich nicht, das schaffe ich nie, es ist so schwer usw.“ Senden Sie positive Informationen: „Das schaffe ich sicher, jeden Tag bin ich leichter, ich mag mich, ich habe Erfolg usw.“

Tipp wie Sie Ihr Unterbewusstsein überlisten können.

Der volle Teller.

Sie kennen jetzt die „Macht„ des Unterbewusstseins. Ob diese Ansichten stimmen, können Sie leicht durch nachfolgende Versuche feststellen.

1. Versuch

Füllen Sie, bei Ihrem nächsten Mittagessen, den Teller nur mit der Hälfte der sonst üblichen Menge. Nur zwei halbe Kartoffeln statt vier oder nur einen Kloß statt zwei und nur die Hälfte Ihrer üblichen Fleischportion.

Was passiert? Wenn Sie Ihren halb leeren Teller anschauen, werden Sie das Gefühl haben, dass Sie davon unmöglich satt werden können. Sie werden den unwiderstehlichen Wunsch haben, ihren Teller wie gewohnt zu füllen. Des Weiteren werden Sie, wenn Sie nur diese reduzierte Menge essen, hungrig vom Tisch aufstehen.

2. Versuch

Sie füllen Ihren Teller wie gewohnt mit der Menge, die Sie auch sonst zu sich nehmen.

Jetzt nehmen Sie die sich auf dem Teller befindlichen Nahrungsmittel und legen sie auf einen größeren Teller. Zum Beispiel auf einen Pizzateller oder auf eine Kuchenplatte. Auch jetzt werden Sie das Gefühl bekommen, dass sie von so einer „optisch“ geringen Menge niemals satt werden können, obwohl es sich doch um die übliche Menge handelt.

3. Versuch

Sie benutzen einen kleineren Teller als sonst üblich. Z.B. einen Kuchenteller. Hier geben Sie wieder nur die Hälfte Ihrer bisherigen Menge auf den Teller. Ihre übliche Menge würde sicher sowieso nicht auf den Teller passen.

In aller Regel passiert jetzt gar nichts. Der Teller ist wohl gefüllt, obwohl die Menge deutlich geringer ist als gewohnt. Sie haben weder das Gefühl zu wenig zum Essen zu haben, noch werden Sie nach der Mahlzeit noch hungrig sein.

4. Versuch

Sie nehmen Ihren gewohnt großen Teller, aber nur die Hälfte der üblichen Menge, wie auch im ersten Versuch beschrieben. Der Unterschied zum ersten Versuch besteht darin, dass Sie jetzt die Nahrungsmittel möglichst breit über Ihren Teller verteilen.

Das kleine Stück Fleisch können Sie z.B. in Scheiben schneiden. Die Scheiben legen Sie nebeneinander auf den Teller. Den Rand des Tellers bestreuen Sie mit etwas trockener Petersilie oder anderen Gewürzkräutern. Legen Sie an freie Stellen noch ein kleines Salatblatt oder eine Tomatenscheibe.

Auch jetzt wird in der Regel nichts passieren. Sie werden Ihren Teller leer essen und sich gesättigt fühlen wie immer, obwohl Sie deutlich weniger gegessen haben.

Sehen Sie den Unterschied?

Wenn Sie genau hinsehen, dann werden Sie feststellen, dass auf dem linken Teller eine Kartoffel und eine Scheibe Fleisch fehlt. Wenn man dann noch

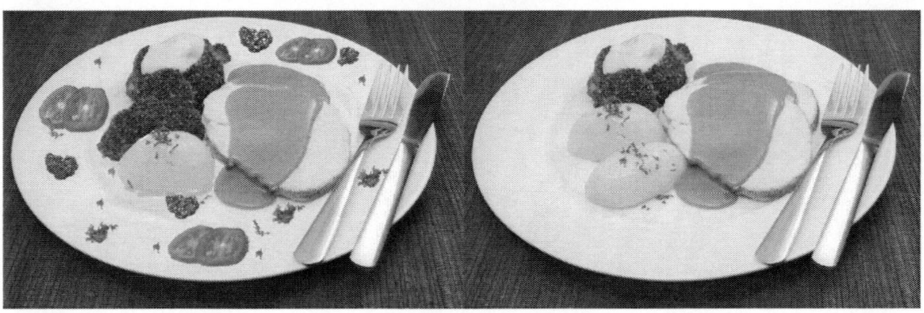

etwas Soße einspart, ist dies sicher nur die Hälfte an Kalorien, als auf dem vermeintlich „leeren“ rechten Teller.

Wer oder was ist eigentlich für Ihre Empfindungen bei den einzelnen Versuchen verantwortlich?

Richtig, es ist eine unbewusste Steuerung auch Unterbewusstsein genannt. Über Jahre schöpfen Sie sich immer die gleiche Menge Suppe auf Ihren Teller. Nehmen immer die gleiche Anzahl Kartoffeln oder Klöße aus dem Topf. Ihr Teller ist immer mit der gleichen Menge gefüllt. Dieses Bild hat sich in Ihr Unterbewusstsein eingeprägt.
Seit Jahren „wissen" Sie, dass Sie diese Menge sättigt. Dabei ist es völlig egal, ob ihre Energiespeicher leer oder voll sind. Ein Beispiel, das diese Aussage stimmt, ist, dass Testpersonen, obwohl sie erst vor wenigen Stunden gegessen hatten, also keinen Energiehunger haben konnten, wieder die gleiche Menge wie gewohnt aufschöpften.

Woher weiß Ihr Unterbewusstsein überhaupt, dass Sie sich eine kleinere Menge aufgeschöpft haben? Besitzt es eine innere Waage? Nein natürlich nicht. In Ihrem Unterbewusstsein befindet sich ein Vergleichsbild. Es vergleicht die freie Fläche Ihres Tellers mit seinem gespeicherten Bild. Besteht weitgehende Übereinstimmung, wie bei Versuch drei und vier, wird es nicht aktiv.

Jetzt haben Sie eine weitere Besonderheit des Unterbewusstseins kennen gelernt. Durch Ihre Erfahrung mit den vier Versuchen werden Sie sicher die Möglichkeiten erkannt haben, die in den Versuchen enthalten sind, um Ihr Normalgewicht zu erreichen.

Machen Sie Ihr Unterbewusstsein zu Ihrem Freund!

Der Weg zum Übergewicht ist ein langsamer und schleichender Prozess. Die ersten Kilos zuviel nimmt man zunächst nicht wahr. Der Gürtel wird eben etwas weiter gestellt. Erst beim Kauf einer neuen Hose oder eines Kleides stellt man plötzlich mit Erschrecken fest, dass die ursprüngliche Konfektionsgröße nicht mehr passt.

Unbewusst, ohne es zu bemerken, haben Sie zugenommen. Wirklich unbewusst? Natürlich haben Sie ab und zu schon den Gewichtsanstieg bemerkt. Sie haben sich auch vorgenommen etwas weniger zu essen oder zu naschen, auch wollten Sie etwas Sport machen, sich mehr bewegen. Allerdings blieb es bei diesen Vorsätzen, sonst hätten Sie ja nicht zugenommen.

Im Folgenden möchte ich Ihnen zeigen, warum Sie zugenommen haben und warum Ihre Vorsätze letztlich nicht zum Erfolg geführt haben. Natürlich werden auch diverse Ratschläge nicht fehlen, wie Sie gegensteuern und unbewusst wieder abnehmen können.

Betrachten wir zunächst einmal, wie man übergewichtig wird. Aber das Weiß doch jeder, denken Sie. Übergewichtige essen zu viel und bewegen sich zu wenig. Dies ist zweifellos der allgemein anerkannte Grund für das zunehmende Übergewicht in unserer Gesellschaft.

Die Hauptschuld liegt im vielfältigen und leicht zu beschaffenden Angebot von Nahrungs- und Genussmitteln. Anders als vor noch nicht allzu langer Zeit – denken Sie nur etwa 50 Jahre zurück – müssen wir für die Beschaffung unserer Lebensmittel kaum noch Energie aufwenden.

Der Weg zum Kühlschrank oder Supermarkt ist nun einmal weder weit noch beschwerlich.

Eine weitere Ursache sind die technischen Hilfsmittel, die uns die Arbeit erleichtern. Auch die allgemeine Motorisierung lässt uns selbst kurze Wege mit dem Auto zurücklegen. Fahrstühle werden bereits in Häusern und Bürogebäuden ab 2 Etagen eingebaut und ersparen uns das Treppensteigen.

Die vorgenannten Gründe, den Bewegungsmangel betreffend, könnte man jedoch dadurch entschärfen, indem man sie sich bewusst macht. Dies würde bedeuten, dass wir bewusst den Fahrstuhl links liegen lassen und lieber die Treppe nehmen, kurze Wege bewältigen wir zu Fuß oder mit dem Fahrrad. Sie wohnen in der zehnten Etage?

Natürlich wird es Ihnen schwer fallen, vielleicht bei Ihrem Gewicht unmöglich sein, diese Belastung auszuhalten. Aber wie wäre es, wenn Sie nur bis zu 8. Etage fahren würden und die restlichen Stockwerke per Treppe bewältigen? Auch könnten Sie natürlich die Treppe nach unten benutzen. Das läuft sich wie von selbst und kostet trotzdem Kalorien. Sie wissen doch, wo ein Wille vorhanden ist, da findet sich auch ein Weg.

Schwieriger wird es aber mit den überall angebotenen Nahrungs- und Genussmitteln. Hier macht uns unser Unterbewusstsein einen Strich durch die Rechnung. Sicher haben auch Sie bereits folgende Erfahrungen gemacht.

Während eines Einkaufbummels kommen Sie an einem Bratwurststand vorbei. Der Geruch und die in der Pfanne brutzelnden Bratwürste erzeugen in Ihnen sofort ein Hungergefühl (?). Sie essen eine Bratwurst, obwohl Sie ja erst vor Kurzem ausgiebig gegessen hatten.

Während des Fernsehens wird in der eingeblendeten Werbung ein bestimmtes Genussmittel beworben. Sie haben vielleicht sogar ein paar Süßigkeiten bevorratet. Also stehen Sie auf, holen sich die Packung und genießen – wirklich genießen? – die Schokolade oder was auch immer. Sicher fallen Ihnen ähnliche Verhaltensweisen ein. Das Fatale an diesen, durch Ihr Unterbewusstsein veranlassten Handlungen ist, dass Sie dadurch täglich 100 – 300 kcal über Ihren tatsächlichen Verbrauch zu sich nehmen. Sicher, es sind nur wenige Kalorien. Aber, Ihr Körper wandelt diese Kalorien in Speicherfett um, das zu Ihrem Übergewicht geführt hat. 200 kcal/Tag - über den Bedarf gegessen - bedeuten täglich ca. 22 Gramm Gewichtszunahme und das sind 8 Kilogramm/Jahr.

Kommen wir zu der Frage zurück, warum zuviel gegessen wird. Wir können davon ausgehen, dass der Hauptgrund für das weit verbreitete Übergewicht im schon beschriebenen unterbewussten Handeln zu suchen ist. Brian Wansink, ein amerikanischer Professor für Marketing und Ernährungswissenschaften behauptet, dass die Entscheidung was, wie und wie viel wir essen täglich von ca. 200 Entscheidungen abhängt. Kann gar nicht sein, werden Sie denken.

Sie entscheiden doch, wann Sie frühstücken, zu Mittag essen und wann Sie Ihr Abendbrot zu sich nehmen. Das wären drei Entscheidungen. Dann vielleicht noch, was Sie essen oder kochen. Das wären dann vier Entscheidungen. Wo bleiben dann die anderen 196 Entscheidungen? Diese Entscheidungen treffen Sie in Ihrem Unterbewusstsein. Diese Entscheidungen werden gefällt aus Ihrer Erfahrung, Ihren Gewohnheiten, Ihren Vorlieben, der Werbung, den Umwelteinflüssen, den momentanen körperlichen Bedürfnissen, den seelischen Bedürfnissen, der Umgebung, den Augen, der Nase, Geschmackssinn, der Umgebungstemperatur, der Größe der Teller, der Form der Teller, den Blumen auf dem Tisch (Ambiente), dem Licht, den täglichen Gewohnheiten und ..und .. und ..! Wenn Sie diese einzelnen Punkte alle berücksichtigen müssten, bevor Sie Ihre Entscheidung treffen, würden Sie verhungern. Die Frage ist aber, kann man diese, durch die unbewussten Reize getroffenen Entscheidungen beeinflussen? Die Antwort ist: ja. Allerdings nicht ausschließlich über das bewusste Denken. Wie dann? Dort wo sie gefällt werden, im Unterbewusstsein.

Ein Beispiel für eine bewusste Entscheidung:

Sie haben keinen Hunger, aber ihre Familie wünscht sich Spaghetti. Da Sie keinen Hunger haben, kochen Sie eine Portion weniger Spaghetti als sonst üblich. Sie essen keine Spaghetti, sondern nur den Beilagensalat.

Ein Beispiel für unbewusste Entscheidungen:

Sie haben keinen Hunger! Zum Mittagessen gibt es Spaghetti. Sie kochen, wie immer, die gleiche Menge Spaghetti. Sie wissen, dass alle – auch Sie - davon satt werden. Aber warum kochen Sie die gleiche Menge wie immer? Sie haben doch keinen Hunger!

Die Folge ist, Sie essen mit Ihrer Familie Spaghetti. Sie geben die gleiche Menge wie immer auf Ihren Teller und essen Ihren Teller leer. Warum? Sie hatten doch keinen Hunger!

Fazit: Sie haben, obwohl Sie keinen Hunger hatten, ca. 400 kcal Ihrem Körper zugeführt, die er nicht benötigt und in ca. 40 Gramm Fett umwandeln wird.

Welchen Ratschlag habe ich für Sie, wenn Ihnen so etwas passiert?

Stellen Sie sich vor, Sie würden bewusst für sich einen kleineren Teller nehmen. Ihre übliche - unbewusst aufgetragene - Portion würde keinen Platz auf diesem haben, also ist diese automatisch kleiner als üblich.

Der Vorteil dieses Tricks ist, dass Ihrem Unterbewusstsein signalisiert wird, der Teller ist gefüllt wie immer, ich muss auf nichts verzichten. Sie sind zufrieden, satt und haben 150 kcal eingespart.

Aber jetzt haben Sie noch ein Problem.

Im Kochtopf sind noch Spaghetti übrig. Normalerweise ist der Topf aber leer. Hat es den Kindern nicht geschmeckt? Ist ein Kind krank und hat deshalb keinen Hunger? Will Ihr Mann abnehmen und hat weniger gegessen? Haben Sie dieses Mal zu viel gekocht?

Nein, Sie haben nur die übliche Menge gekocht, obwohl Sie keinen Hunger hatten. Unbewusst, weil nie etwas übrig bleibt, werden Sie entweder Ihrem Mann, Ihren Kindern oder sich selbst, den Rest aus dem Topf auf den Teller geben.

Hätten Sie doch bloß weniger gekocht.

Dann hätten Sie gar nicht bemerkt, dass Sie weniger gegessen haben, als üblich. Dieses Beispiel sollte Ihnen verdeutlichen, wie eine Kettenreaktion der unbewussten Entscheidungen, ausgelöst durch eine Gewohnheit abläuft.

Wenn Sie bewusst entschieden hätten, dass Sie, weil Sie keinen Hunger haben, weniger Spaghetti kochen müssen, wäre nichts im Topf übrig geblieben und alles wäre in Ordnung gewesen. Auch hätten Sie einen kleineren Topf nehmen können, und dadurch die zu kochenden Portionen automatisch begrenzt und somit das ungute Gefühl, ob alle von dieser kleinen Menge satt werden, vermieden. Zu kompliziert?

Betrachten wir an diesem Beispiel noch einmal die bewussten und unbewussten Entscheidungen.

Bewusst haben Sie entschieden, dass Sie zu Mittag kochen müssen. Das war aber auch die einzige bewusste Entscheidung.

Haben Sie bewusst entschieden, dass es Spaghetti sein werden? Möglicherweise lief gestern ein Werbespot einer italienischen Firma, die Spaghetti verkauft. Die Kinder haben sich daraufhin Spaghetti für das heutige Mittagessen gewünscht. Sie mögen auch Spaghetti? Also haben Sie unbewusst die übliche Menge gekocht. Obwohl Sie keinen Hunger hatten.

Alle anderen Entscheidungen, wie mit den Anderen zu essen, auf den Teller die gleiche Menge wie immer zu geben und den Teller leer zu essen, sind automatisch, das heißt unbewusst erfolgt.

Die mentale Kraft

Mag sein, dass Ihnen der Begriff „Mentales Training“ bekannt ist. Boris Becker hat darauf geschworen und sich damit vor seinem Match auf seinen Sieg vorbereitet.

Daher wird dieser Begriff im Wesentlichen bei den Sportlern verwendet. Der Sinn liegt darin, sich die Bewegungsabläufe vor einem Wettkampf noch einmal bildlich vorzustellen und damit im Unterbewusstsein zu programmieren.

Die Wirkung will ich Ihnen am Beispiel eines Computers erklären. Alles, was wir in einen Computer einprogrammieren, erhalten wir als Ergebnis zurück. Dies betrifft auch unsere Gewohnheiten, die wir durchaus als eingegebenes Programm betrachten können. Wird die entsprechende Taste (Reiz) gedrückt, läuft dieses Programm automatisch ab.

Auch unsere Denkmuster und Selbstgespräche können ein Programm schreiben, welches bei Bedarf abgerufen werden kann oder auch im Hintergrund automatisch abläuft. Deshalb ist es von außerordentlicher Wichtigkeit, negative Gedanken zu vermeiden. Ich möchte dafür einmal den Begriff „Gedankenhygiene“ verwenden.

Es ist ein Trugschluss zu denken, dass negative Gedanken harmlos sind. Leider leben wir in einer Zeit, in der sich das negative Denken zu einer gewissen Kultur entwickelt hat. Ich möchte mir und Ihnen eine Aufzählung aller negativen Botschaften, die uns täglich in den Nachrichten vermittelt werden, ersparen. Roman Herzog ist als Bundespräsident auf die Gefährlichkeit der negativen Einstellung in seiner berühmte „Ruck-Rede“ am 26.4.97 in Berlin eingegangen. Nachfolgend einige Auszüge:

> *„In Berlin wird Zukunft gestaltet. Nirgendwo sonst in unserem Land entsteht so viel Neues. Hier spürt man: Wir können etwas gestalten, ja sogar etwas verändern. Einen neuen Aufbruch schaffen, wie ihn nicht nur Berlin, sondern unser ganzes Land braucht. Ich wünsche mir, dass von dieser Berlin-Erfahrung Impulse auf ganz Deutschland ausgehen ...“ "Ich komme gerade aus Asien zurück. In vielen Ländern dort herrscht eine unglaubliche Dynamik. Staaten, die noch vor kurzem als Entwicklungsländer galten, werden sich innerhalb einer einzigen Generation in den Kreis der führenden Industriestaaten des 21. Jahrhunderts katapultieren. Kühne Zukunftsvisionen werden*

dort entworfen und umgesetzt, und sie beflügeln die Menschen zu immer neuen Leistungen..." „Was sehe ich dagegen in Deutschland? Hier herrscht ganz überwiegend Mutlosigkeit, Krisenszenarien werden gepflegt. Ein Gefühl der Lähmung liegt über unserer Gesellschaft ..." „Was ist los mit unserem Land? Im Klartext: Der Verlust wirtschaftlicher Dynamik, die Erstarrung der Gesellschaft, eine unglaubliche mentale Depression - das sind die Stichworte der Krise ..." „Und der Verlust der wirtschaftlichen Dynamik geht Hand in Hand mit der Erstarrung unserer Gesellschaft ..." „Das amerikanische Nachrichtenmagazin "Newsweek" sprach schon von der "deutschen Krankheit". Das ist gewiss übertrieben. Aber so viel ist doch richtig: wer heute in unsere Medien schaut, der gewinnt den Eindruck, dass Pessimismus das allgemeine Lebensgefühl bei uns geworden ist ..." „Das ist ungeheuer gefährlich; denn nur zu leicht verführt Angst zu dem Reflex, alles Bestehende erhalten zu wollen, koste es was es wolle. Eine von Ängsten erfüllte Gesellschaft wird unfähig zu Reformen und damit zur Gestaltung der Zukunft. Angst lähmt den Erfindergeist, den Mut zur Selbständigkeit, die Hoffnung, mit den Problemen fertig zu werden. Unser deutsches Wort "Angst" ist bereits als Symbol unserer Befindlichkeit in den Sprachschatz der Amerikaner und Franzosen eingeflossen. "Mut" oder "Selbstvertrauen" scheinen dagegen, aus der Mode gekommen zu sein. Unser eigentliches Problem ist also ein mentales: ..."

So weit in Auszügen die Rede von Roman Herzog

Die Botschaft, die in dieser Rede enthalten ist, lautet: Solange die Menschen denken, alles sei hoffnungslos, niemand ändert etwas und es wird immer noch weiter bergab gehen, wird es tatsächlich auch so geschehen. Erst wenn wir an den Erfolg glauben, werden wir die entsprechenden Maßnahmen ergreifen, um diesen Erfolg auch zu erreichen, und zwar jeder für sich persönlich. Wie können Sie dieses mentale Training für sich und Ihr Ziel nutzbar machen? Im Prinzip durch ganz einfache Maßnahmen. Zunächst einmal: „Denken Sie immer positiv!" Prüfen Sie immer, bei allem, was Sie sagen und denken, die darin enthalten Bedeutung.

Wenn Sie zum Beispiel daran denken würden, dass Sie bei dieser oder jener Gelegenheit, z.B. während einer Feier, leiden werden, da Sie ja nicht so wie die "Schlanken" alles essen können, werden Sie garantiert leiden. Schließlich haben Sie genug von diesem Leid und werden hemmungslos essen.

Sind Sie deshalb besonders empfindsam gegenüber jeglicher negativen Einstellung. Geben Sie sich selbst das Kommando, jeden negativen Gedanken sofort zu stoppen. Sobald Sie sich irgendeiner negativen Einstellung bewusst werden, rufen Sie in Gedanken sofort „Stopp“. Sie werden überrascht darüber sein, dass dieser unerwünschte Gedanke wirklich verschwindet.

Anschließend ersetzen Sie negatives Gerede oder den negativen Gedanken durch etwas Aufbauendes und Nutzbringendes. Bei unserem Beispiel, indem Sie diese negativen Gedanken durch den Satz: „Ich freue mich auf die Party, da werde ich jeden Bissen ohne schlechtes Gewissen genießen können. Ich weiß ja, dass nicht die besonderen Gelegenheiten für mein Übergewicht verantwortlich sind, sondern die vielen Kleinigkeiten zwischendurch." Kontrollieren Sie also Ihre Gedanken auf negative Inhalte.

Welche negativen Botschaften senden Sie an Ihr Unterbewusstsein? Formulieren Sie diese jetzt schriftlich in positive Botschaften um.

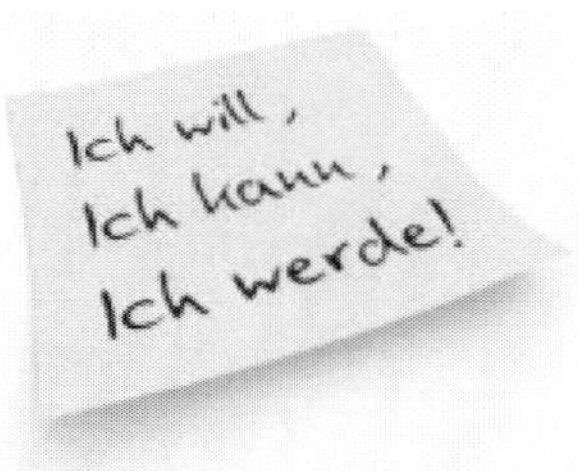

Denken Sie sich schlank!

Émile Coué, (* 26. Februar 1857, Troyes, Frankreich; † 2. Juli 1926, Nancy, Frankreich), französischer Apotheker und Autor, Begründer der modernen bewussten Autosuggestion.

Coué war ursprünglich ein Apotheker. 1885 beginnt er mit dem Studium der Psychologie. Coué befasste sich auch mit den Möglichkeiten der Hypnose. Als Apotheker stellt er fest, wie wichtig es ist, dass er etwas Positives sagt, wenn die Kunden ihre Medizin abholen. Wenn er sagt: *"Mit diesem Mittel werden Sie sicher ganz schnell gesund"*, wirkte das verordnete Medikament deutlich besser. Übergab er es ohne diese Bemerkung, wurde ihm immer von einer deutlich schwächeren Wirkung berichtet. Dies hat er in zahlreichen Versuchen immer wieder bestätigt bekommen. Dadurch erkannte er das Prinzip der Suggestion. Er beginnt jetzt seine Kenntnisse, praktisch einzusetzen.

"Es gelang ihm, durch Aufdeckung der inneren Vorgänge Gesetze zu formulieren, welche Autosuggestion leicht lehrbar machen und so die ungeheure Verbreitung der segensreichen Lehre ermöglicht." (Lambert, 1965, S. 136)

1912 bis in die 20er Jahre reist Coué durch die europäischen Großstädte und in die USA und füllt mit Vorträgen über seine Methode die Hallen. Für ihn war es wichtig, die Heilkräfte der Menschen zu stärken und möglichst vielen beizubringen, wie sie sich selber helfen können. Seinen Patienten sagt er ganz klar: *"Ich habe keine Heilkraft, nur Sie selbst!"* Die bekannteste Übung, die er seinen Zuhörern empfahl, bestand darin, sich lebenslang täglich nach dem Erwachen und vor dem Schlafen etwa 20-mal halblaut diesen Satz vorzusprechen: *„Es geht mir mit jedem Tag in jeder Hinsicht immer besser und besser!"* Halblaut soll der Satz gesprochen werden, damit er über den Gehörsinn im Unterbewusstsein verankert wird. Es ist völlig gleichgültig, ob man daran glaubt oder nicht. Auch was man dabei bewusst denkt, ist völlig egal, solange die Lippen den Satz laut genug formen. Der Satz soll über die Ohren wieder zurückwirken. Coué empfiehlt, den Satz möglichst unangestrengt fast wie eine Litanei oder ein Mantra zu sprechen.

Coué erkennt, dass bei einem großen Teil aller Leiden der seelische Anteil einer Krankheit den körperlichen überlagert und nach Ausheilung der physischen Erkrankung oft weiter besteht.

Nach seiner Auffassung werden alle Lebensvorgänge vom Unterbewusstsein her gesteuert. Somit lasse sich durch bewusste Autosuggestion die Wirkung des Unterbewusstseins in Richtung einer Heilung beeinflussen.
Wie können Sie diese Erkenntnisse, für Ihr Ziel nutzen, Ihr Normalgewicht zu erreichen? Denken Sie an den täglich zu wiederholenden Satz: „Es geht mir mit jedem Tag in jeder Hinsicht immer besser und besser!" Dieser Satz soll nach Coué ja 2x täglich 20x leise gesprochen werden. Gewöhnen Sie sich an, folgenden Satz 2x täglich 20x leise sprechen:
„Ich bin jeden Tag leichter immer leichter und leichter!"
Bitte sprechen Sie diesen Satz genau nach. Ersetzen Sie auf keinen Fall das Wörtchen „bin" durch „werde". Werde ist keine konkrete Aussage. Ihr Unterbewusstsein kann damit nichts anfangen, denn das Wort werde kennzeichnet einen unbestimmten Zeitraum und übt keine Wirkung auf Ihr Unterbewusstsein aus.

Raum für Ihre Notizen:

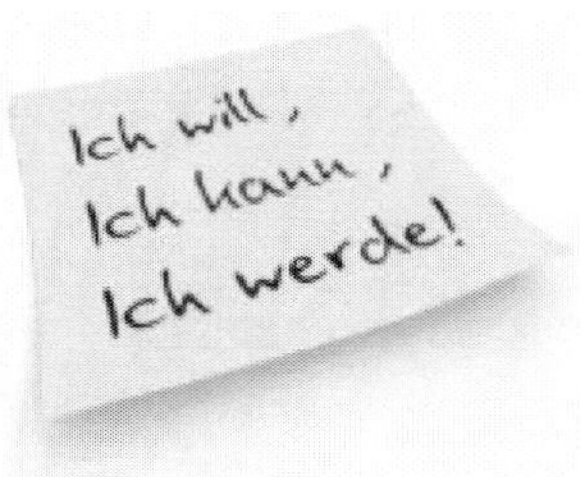

Die Gewohnheiten

Die Redewendung von der „Macht der Gewohnheit“ bezieht sich auf die Tatsache, dass auf der Grundlage ausgeprägter Gewohnheiten ein entsprechendes Handeln immer schneller zustande kommt als ein bewusstes Tun.

Das gewohnheitsmäßige Handeln hat evolutionäre Wurzeln. Besonders hilfreich, um zu überleben, ist dieses reflexartige Reagieren in bedrohlichen Situationen.

An einem Beispiel möchte ich diese Aussage verdeutlichen. Wenn ein Gegenstand schnell direkt auf Sie zukommt, werden Sie nicht lange überlegen, wie, warum oder ob Sie ausweichen sollten, Sie werden es reflexartig tun.

Diese Gewohnheit hat sich nicht dadurch ausgebildet, dass Sie bereits zahlreiche ähnlich gefährliche Situationen gemeistert haben, sondern spielerisch. Es geschah in Ihrer Kindheit bei Ballspielen, Abklatsch- oder anderen Spielen, die ein geschicktes Ausweichen erfordern, um weiter im Spiel (am Leben) bleiben zu können. Ein bewusstes Abweichen von solchen Gewohnheiten ist mit inneren Spannungen verbunden.

Auch hier wieder ein Beispiel, das Sie möglicherweise selbst schon erlebt haben oder einmal austesten können. Sie stehen hinter einer Fensterscheibe und jemand schüttet aus einem Eimer einen Schwall Wasser dagegen. Reflexartig werden Sie ausweichen, obwohl ja kein Grund dafür besteht, denn die Fensterscheibe hält das Wasser ab. Wenn Sie dagegen bewusst diesen Reflex unterdrücken, werden Sie diese innere Spannung zu spüren bekommen.

„Die Fesseln der Gewohnheit sind meist so fein, dass man sie gar nicht spürt. Doch wenn man sie dann spürt, sind sie schon so stark, dass sie sich nicht mehr zerreißen lassen.“ Samuel Johnson

Was haben derartige Gewohnheiten, die das Leben leichter und sicherer machen, mit Ihrem Übergewicht zu tun? Der Ursprung des gewohnheitsmäßigen Handelns liegt in Ihrem Unterbewusstsein verborgen. Nun kann Ihr Unterbewusstsein aber nicht zwischen Gut und Böse unterscheiden, also eine Gewohnheit nicht nach ihrer Wirkung bewerten. Gewohnheiten sind für Ihr Unterbewusstsein immer gut, denn sie erhöhen die Chance, zu überleben. Dieses Verhalten Ihres Unterbewusstseins ist bei der Aufnahme von zu viel Energie zwar widersinnig, da diese ja langfristig Ihr Leben zerstört, aber für das Unterbewusstsein dennoch schlüssig.

Gott sei Dank ist Ihr Unterbewusstsein aber lernfähig. Diese gerade bei dem Versuch mit dem Wasserschwall beschriebene innere Spannung werden Sie bei vielen Gelegenheiten zu spüren bekommen, sobald Sie versuchen, die Chips wegzulassen, die Sie gewohnheitsmäßig beim Fernsehen naschten oder das Stück Kuchen zum Nachmittagskaffee. So gilt es weitere zahlreiche Gewohnheiten, nach und nach abzulegen. Glücklicherweise lernt aber Ihr Unterbewusstsein, neues Verhalten als Gewohnheit zu akzeptieren. Um beim Beispiel mit dem Wasserguss zu bleiben. Nach zwei, drei Versuchen werden Sie wie selbstverständlich ohne flaues Gefühl stehen bleiben können.
Also keine Angst vor der Macht Ihrer Gewohnheiten.

Welche ungünstigen Gewohnheiten haben Sie?

- Die Gewohnheit, zur Tasse Kaffee immer auch ein Stück Kuchen zu essen.
- Die Gewohnheit, jeden Teller leer zu essen.
- Die Gewohnheit, zu einer bestimmten Zeit zu essen, obwohl Sie keinen Hunger haben.
- Die Gewohnheit, direkt aus dem Kühlschrank zu naschen?
- Die Gewohnheit, beim Fernsehen Knabbergebäck zu verzehren.
- Die Gewohnheit, mit dem Fahrstuhl zu fahren.
- Die Gewohnheit, auch kurze Wege mit dem Auto zurückzulegen.
- Die Gewohnheit, immer Süßigkeiten vorrätig zu haben.
- Die Gewohnheit, schnell und hastig zu essen.

Gute und schlechte Gewohnheiten bestimmen unseren Alltag. Aber Gewohnheiten erleichtern uns auch das Leben, weil wir nicht jedes Mal bei jedem Handgriff neu überlegen müssen, was zu tun ist - wir tun es einfach.
Gewohnheiten können auch wie Fesseln sein.
Ein spanisches Sprichwort sagt: *„Anfangs sind Gewohnheiten Spinnweben, später Drahtseile.“*

Was bei guten Gewohnheiten ja wünschenswert ist.

Ersetzen Sie also die schlechten Angewohnheiten, durch Gewohnheiten, die Ihnen helfen, Ihr Normalgewicht zu erreichen und ein Leben lang zu halten.

Vergegenwärtigen Sie sich, welche Gewohnheiten Sie ändern wollen. Fassen Sie den Entschluss: Das ändere ich! Aber auch hier gilt, gehen Sie schrittweise vor. Legen Sie eine Gewohnheit nach der anderen ab, bzw. üben Sie eine gute nach der andern ein!

Gute Gewohnheiten könnten sein:

Nicht mehr den Fahrstuhl, sondern die Treppe nehmen.
Langsam und mit Genuss zu essen.
Zweimal wöchentlich etwas Sport zu machen.
Jeden Morgen 20 Setups machen.
Abends vor dem Fernseher keine Süßigkeiten essen.
Bei kurzen Strecken das Auto stehen lassen und zu Fuß gehen oder das Fahrrad nehmen.
Das Auto immer möglichst weit vom Zielort parken.
Eine Haltestelle früher aussteigen und die restliche Wegstrecke zu Fuß gehen.
Den Teller nicht mehr bis zum Rand füllen.
Wasser statt gezuckerte Getränke (Cola etc.) trinken.
Nur an einer Stelle essen, also immer nur am Esstisch und niemals direkt aus dem Kühlschrank.

Fazit:

Verhaltensweisen sind veränderbar - von jedem, der es will. Schlechte Gewohnheiten kann man ablegen oder können durch gute Gewohnheiten überlagert werden. Aus der Kindheit stammende Verhaltensmuster, wie zum Beispiel immer den Teller leer essen zu müssen, können durchaus abgelegt werden. Sie haben die Freiheit, sich in allen Lebensbereichen von ungünstigen Gewohnheiten zu trennen.

Die Gewohnheiten stehen im Mittelpunkt.

Die Bedeutung der Gewohnheiten für unsere Handlungen wird deutlich unterschätzt, bzw. negativ beurteilt, besonders wenn es sich um „Angewohnheiten" handelt. Jedoch wäre unser Leben ohne Gewohnheiten sehr anstrengend. Über alles was wir tun oder lassen wollen, müssten wir zunächst nachdenken. Das würde schnelle und notwendige Reaktionen unmöglich machen und in Gefahrensituationen regelmäßig zu Katastrophen führen.

Auch wenn wir die Gewohnheiten meist negativ bewerten, besonders natürlich dann, wenn es sich um ungünstige Angewohnheiten handelt, hat dieser Automatismus im Alltagsleben doch sehr positive Seiten. Er entwickelt sich, wenn ein Gedanke, ein Gefühl oder eine Handlung durch ständige Wiederholung zu einer Art Gewohnheit wird, also zu einer Handlung, die ohne bewusstes Steuern sozusagen automatisch abläuft.

In der Psychologie wird unterschieden zwischen Denkgewohnheiten, Gefühlsgewohnheiten und Verhaltensgewohnheiten. Besonders wenn es um bestimmte Verhaltensweisen, wie zum Beispiel den Essgewohnheiten geht, bilden diese sich zu den sogenannten unerwünschten Angewohnheiten aus.

Beispiele wären der Nachtisch nach dem Mittagessen, die Knabbereien beim Fernsehen oder das Stück Kuchen zum Kaffee. Andere Gewohnheiten, wie der Ablauf der notwendigen Handlungen beim Autofahren oder anderen alltäglichen Routinehandlungen, erleichtern unser Leben mehr als wir ahnen. Gewohnheiten sind allgegenwärtig und begleiten uns durch unser Leben.
Der Neurobiologe Gerhard Roth bringt es mit seiner Aussage auf den Punkt:

> *„Das Gehirn ist auf Routinehandlungen angewiesen, weil sie sehr viel weniger Stoffwechselenergie und sonstigen neuronalen Aufwand benötigen. Die Ressourcen des Arbeitsgedächtnisses sind begrenzt und störanfällig, daher gehen komplizierte Dinge, die wir lernen müssen, anfangs nur holprig vonstatten und wir müssen uns darauf konzentrieren." – was ja, wie gesagt, bei der Routine weitgehend wegfällt. Wenn wir etwas neu lernen, muss unser Gehirn erst neue Netzwerke für das ungewohnte Verhalten anlegen, die dann in tieferen Hirnschichten zu unbewussten, automatisierten Handlungen und Reflexen werden, die uns bei bis zu 90% unserer Handlungen als „begleitendes Bewusstsein" steuern. Das alles scheint das zu erfüllen, was man auch bei industriellen Fertigungsprozessen anstrebt: Rationalisierung. Es ist auch für uns Menschen wichtig, wenn nicht lebensnotwendig, unseren Tag zu strukturieren mit gleichen oder ähnlichen Abläufen. Das gibt Sicherheit und spart Zeit und Energie für neue Anforderungen und für die Kreativität."*

Soweit die Aussage des Neurobiologen Gerhard Roth.

Wie ändere ich Gewohnheiten?

Gewohnheiten zu ändern, bedeutet in erster Linie alte Gewohnheiten durch andere Gewohnheiten zu ersetzen.

Da Gewohnheiten über neurale Netzverbindungen geprägt werden, kann man sie im Prinzip niemals löschen. Sie können Fahrrad fahren? Dieses werden Sie ein Leben lang können, selbst wenn Sie zwanzig oder mehr Jahre nicht gefahren sind. Anfangs werden Sie sich etwas unsicher fühlen, aber bereits nach den ersten Kilometern, werden Sie sich so sicher fühlen, als hätten Sie niemals ausgesetzt.

Das bedeutet, dass, auch wenn Sie eine ungünstige Gewohnheit abgestellt haben, diese nach wenigen erneuten Wiederholungen so aktiv ist, als würden Sie diese nie abgelegt haben. Das Beruhigende ist, dass es sich mit Ihren nützlichen Angewohnheiten ebenfalls so verhält. Falls Sie als irgendwann einmal in alte Gewohnheiten zurückfallen, dann überlagern Sie diese möglichst schnell, mit der eingeübten neuen. Wie ändern Sie nun Gewohnheiten?

Die Entscheidung: Zunächst müssen Sie natürlich eine Gewohnheit auswählen, die Sie ändern möchten. Dann folgt Ihre bewusste Entscheidung, diese auch ändern zu wollen.

Aktiv werden: Nachdem Sie sich entschieden haben, dann sollten Sie Ihre Entscheidung umgehend in die Tat umsetzen. Dabei hilft Ihnen eine starke und auf das Ziel ausgerichtete Motivation.

Verlernen: Gewohnheiten werden nicht angeboren, Gewohnheiten erlernt man durch Wiederholungen. Auch wenn man sie nicht direkt verlernen kann, so kann man aber verlernen, auf den Reiz, der diese Gewohnheit auslöst, anders zu reagieren.

Ersetzen: Wenn man eine Gewohnheit ablegt, bleibt ein Vakuum. Diese Leere will gefüllt werden. Geschieht dies nicht, fällt man wieder in die alte Gewohnheit zurück. Es ist deshalb sinnvoll, den auslösenden Reiz mit einer neuen Gewohnheit zu beantworten.

Schritt für Schritt: Übergewicht entsteht durch zahlreiche Gewohnheiten, die viel Bereiche des Lebens betreffen, wie Sie ja jetzt bereits wissen. Niemand kann es schaffen, alle erkannten Gewohnheiten, auf einmal abzulegen. Gehen Sie deshalb Schritt für Schritt vor.

Suchen Sie sich zunächst eine Angewohnheit aus, die nur einmal am Tag vorkommt. Zum Beispiel, abends beim Fernsehen Chips oder Ähnliches zu essen. Ersetzen Sie diese durch einen karoienärmeren Snack, oder dadurch, dass Sie sich angewöhnen nichts beim Fernsehen zu essen.

Die Intervalltechnik

Nun gibt es Gewohnheiten, die sehr zählebig sind, ja wir glauben sogar, dass wir auf diese niemals verzichten können. Diese Gewohnheiten lassen sich mit der Intervalltechnik ablegen. Sie glauben zum Beispiel, dass Sie niemals auf die Snacks beim Fernsehen verzichten könnten? Da Sie davon überzeugt sind, das heißt, es glauben, werden Sie tatsächlich diese Gewohnheit nicht ablegen können. Mein Vorschlag: Essen Sie einen um den anderen Tag keine Snacks. Also an einem Tag Snacks, am nächsten Tag keine und tags darauf wieder Snacks. Dies führen Sie so lange durch, bis es zu Ihrer neuen Gewohnheit geworden ist. In der nächsten Stufe essen Sie nur noch mittwochs und samstags von Ihren Lieblingssnacks. Wenn dies zu Ihrer Gewohnheit geworden ist, fragen Sie sich einfach, ob Sie wirklich nicht auf die Snacks verzichten können.
Suchen Sie sich jetzt gleich eine Ihrer Angewohnheiten aus, die Sie ablegen möchten.

Lernen Sie „Nein“ zu sagen

Kennen Sie das auch von sich? Oft antworten wir, ohne über die Folgen zu überdenken, auf freundlich gestellte Fragen gewohnheitsmäßig mit „Ja“. Hier eine Seite aus meinem Abnehmprogramm „Intuitiv Abnehmen„. Im Programm wird auch die Geschichte von Gertrud und ihren Freunden erzählt, die alle abnehmen wollen.

Die Geschichte:

An der Fleischtheke mussten wir (Gertrud und Brigitte) etwas warten und konnten so die vor uns stehenden Hausfrauen beobachten. Eine Kundin vor uns nannte ihre Wünsche der Verkäuferin. Sie verlangte drei Paar Wiener. Die Verkäuferin daraufhin: „Die sind grade im Angebot. Bei fünf Paar ist eines umsonst.“ Ein verlockendes Angebot? Wahrscheinlich ja, denn die Kundin antwortete: „Gut, dann nehme ich fünf Paar.“ Weiterhin wollte sie noch 100 Gramm von dem Bierschinken, 100 Gramm vom Schinkenspeck und 50 Gramm von der Pfeffersalami.

Immer wenn die Verkäuferin die gewünschte Menge auswog, kam fast wie auf Bestellung die Frage: „Darf es etwas mehr sein?“ Beim Bierschinken waren es 20 Gramm, beim Schinkenspeck ca. 15 Gramm und bei der Salami 10 Gramm.

Die Kundin antwortete dann immer automatisch mit: „Ja bitte.“

Als wir an der Reihe waren, wiederholte sich dasselbe „Spiel“. Wir wollten zwei Scheiben von dem mageren Kochschinken. Die Verkäuferin: „Der ist grade im Angebot, 100 Gramm kosten nur ....?“ Den Preis habe ich vergessen, aber meine Antwort nicht. Sie lautete freundlich aber bestimmt: „Nein danke.“

Auch bei meinem Wunsch nach 100 Gramm Corned Beef (weil fettarm) kam beim Auswiegen die Frage: „Darf es etwas mehr sein?“ Fast hätte ich: „Ja bitte„, gesagt. Aber Brigitte antwortete statt meiner mit: „Nein danke.“ Die Verkäuferin reagierte zwar auf unsere Antworten jedes Mal erstaunt, wahrscheinlich erhält sie selten ein „Nein“ auf Ihre freundliche Frage, aber wog dann immer genau aus.

Lernen auch Sie, „Nein“ zu sagen.

Da alles, was wir an Nahrungsmitteln kaufen gegessen wird, kann man mit einem einfachen „Nein„ zahlreiche Kalorien einsparen. Das Schöne ist, dass dies ohne Verzicht möglich ist.

Übrigens: Das „Ja bitte„ der Dame, die vor den Freundinnen bedient wurde, hätte mit einem freundlichen „Nein danke„ ca. 90 Kcal eingespart. So verursacht das „Ja bitte“, falls diese Kalorien verbraucht werden, 10 Gramm Gewichtszunahme. Nicht so tragisch? Naja, täglich 10 Gramm sind pro Jahr ja nur 3 ½ Kilogramm.

Schreiben Sie auf, wozu Sie “Nein” sagen möchten.

So viel esse ich doch gar nicht!

Ich kenne Sie nicht persönlich, deshalb mögen manche Hinweise oder Geschichten nicht unbedingt auf Sie zutreffen. Trotzdem lohnt es sich für Sie, über diese Geschichten nachzudenken.

In zahllosen Gesprächen mit Übergewichtigen höre ich immer den gleichen Satz: "Soviel esse ich doch gar nicht. Gestern z.B. habe ich nur ein einziges Brötchen gegessen. Mittags etwas Gemüsesuppe und am Abend zwei Scheiben Brot. Weniger kann ich doch gar nicht essen." Aber wie war es denn vorgestern? Oder davor? Hier ist dann die Antwort meist ausweichend. Etwa: "Viel mehr war es bestimmt auch nicht". Haben Sie übrigens schon einmal einige Tage lang aufgeschrieben, was Sie so essen? Auch die Kleinigkeiten? Hier eine kleine Geschichte aus meiner Arbeit mit Übergewichtigen. Wie sagte doch Frau X: „Gestern war ich eingeladen, es gab ein umfangreiches Buffet. Ich habe aber kaum etwas gegessen. Ich wollte nicht, dass die anderen Gäste denken, mein Übergewicht käme davon, dass ich immer so viel esse." Dann fuhr sie fort: "Als ich wieder zu Hause war, musste ich erst einmal etwas essen, so einen Hunger hatte ich."

Mein Rat an Frau X und auch an Sie: Essen Sie bei Einladungen ruhig, soviel Sie mögen (muss ja nicht „zu viel" sein) und was Ihnen schmeckt. Genießen Sie. Sie wissen doch, dick machen nicht die besonderen Gelegenheiten, sondern die Kleinigkeiten zwischendurch. Wie sagte doch der Gast zur Gastgeberin: „Bei Ihnen gibt es immer so leckere Sachen. Ich habe den ganzen Tag nichts gegessen, um heute ohne Reue genießen zu können." Kennen Sie diesen Satz auch von sich? Ist dies nur ein Lippenbekenntnis, oder essen Sie bei solchen Gelegenheiten tagsüber wirklich nur eine Kleinigkeit? Dies gilt übrigens auch dann, wenn Sie am Abend zum Essen eingeladen werden.

Wer in Gesellschaft wenig und mit schlechtem Gewissen isst, entwickelt ein Nachholbedürfnis, welches er früher oder später mit unvernünftig großen Mengen befriedigt.

Ehrlich mit sich selbst umgehen

Wir, und da schließe ich mich an, haben die Neigung, unangenehme Wahrheiten aus unserem Bewusstsein auszublenden. Wie oft hörte ich schon: "Das mag ja stimmen, aber für mich trifft dies nicht zu." Denken Sie zunächst immer: "Trifft dies auch auf mich zu?"
Dann wird dieser Satz von Tolstoi keine Bedeutung für Sie haben.
„Lieber geht der Mensch zugrunde, als dass er seine Gewohnheiten ändert."
Tolstoi meinte damit, dass es dem Menschen fast unmöglich ist, das Negative seiner Gewohnheiten zu erkennen. Es ist aber erst die Erkenntnis, die Veränderungen möglich macht. Also seien Sie ehrlich mit sich selbst.

Notieren Sie hier, welche der bisher erhaltenen Hinweise auf Sie zutreffen.

Zeit für Veränderungen

Nur weil etwas so ist, wie es ist, bedeutet es nicht, dass es immer so bleiben wird. Schon im nächsten Augenblick kann nichts mehr so sein, wie es war. Die meisten gravierenden Veränderungen in unserem Leben werden uns von außen aufgezwungen. Dies kann der Verlust des Arbeitsplatzes sein, ein gesundheitliches Problem oder eine Trennung.

Verblüfft stellen wir oft fest, dass solche Umbrüche zu einer Verbesserung unserer Lebenssituation führen, wenn wir sie als Chance wahrnehmen.

Veränderung ist Bewegung, Weiterentwicklung und Leben. Dennoch ist Veränderung mit einem Gefühl der Angst und Unsicherheit verbunden, welche dazu führt, in Untätigkeit zu verharren. Dieses Zitat aus China beschreibt das Dilemma treffend.

„Wenn der Wind der Veränderung weht, bauen die einen Mauern und die anderen Windmühlen."

Wenn Sie Ihr Leben selbst in die Hand nehmen wollen, ist es besser, die Änderung selbst einzuleiten, als diese von außen aufgezwungen zu bekommen. Sie sind unzufrieden mit Ihrer Arbeit? Suchen Sie sich eine neue Arbeitsstelle. „Aber bei dieser Arbeitsmarktlage werde ich ja doch keine neue Arbeit finden!", werden Sie einwenden. Meine Frage: „Woher wissen Sie das?" Solange Sie es nicht versucht haben, können Sie es nicht wissen. „Ja aber, bei der heutigen wirtschaftlichen Situation ist das doch klar, da ist jede Bewerbung sowieso unnütz vergeudete Zeit." Darauf gibt es nur eine Antwort, die in einem Zitat von Wilma Thomalla (deutsche Publizistin) zu finden ist: "Es sind nicht die äußeren Umstände, die das Leben verändern, sondern die inneren Veränderungen, die sich im Leben äußern." Will heißen, dass Sie Ihr Leben immer umgestalten können, sobald Sie innere Veränderungen zulassen. Sie sind unglücklich in **Ihrer Partnerschaft? Trennen Sie sich, bevor es ihr sicher ebenfalls unglücklicher Partner tut.**

Denken Sie darüber nach, wo in Ihrem Leben Umstände sind, wie sie sind, aber nicht so sein sollten und die Sie gerne ändern würden. Fangen sie an, diese zu verändern, und Sie werden sich sofort besser fühlen. Das Erstaunliche ist, dass bereits kleine Veränderungen, eine Kette von weiteren Neuerungen nach sich zieht. *„Eine Veränderung bewirkt stets eine weitere Veränderung."* von Niccoló Machiavelli.

Sie wollten doch schon immer eine neue Frisur oder Haarfarbe ausprobieren. Als Mann einen Bart wachsen lassen oder den vorhandenen abnehmen. Ja selbst der bislang verschobene Vorsatz, die Englischkenntnisse zu verbessern, verursacht eine Veränderung, wenn er realisiert wird. Die dafür notwendige Abänderung Ihrer bisherigen Zeitplanung führt dazu, dass Sie nicht mehr gelangweilt vor dem Fernseher sitzen und die Tüte Chips gedankenlos leeren.

Eine Bekannte des Ernährungswissenschaftlers Brian Wansink wollte keinen Kaffe mehr trinken, weil sie das Coffein nicht vertrug, und trank daraufhin auch keine Cola mehr. Sie nahm innerhalb eines Jahres 10 Kilo ab.

Fragen Sie sich jetzt, was sie sofort verändern könnten. Dies muss nicht unbedingt mit dem Wunsch abzunehmen, zu tun haben.

Das Leben ist immer auf Veränderung ausgerichtet, oder wie es Heraklit so treffend ausgedrückt hat: „Die einzige Konstante im Universum ist die Veränderung." Veränderung bedeutet Bewegung - ohne Bewegung ist ein erfülltes Leben nicht möglich.

Legen Sie Ihre Angst vor Veränderungen ab.

Wagen Sie einen Neubeginn und verzichten Sie nicht weiter auf die Erfüllung Ihrer Wünsche und Träume.

Veränderungen sind auch eine Chance, denn jedem Anfang wohnt ein Zauber inne, wie es im Stufen-Gedicht von Herrmann Hesse heißt.

Mein Vorsatz, was ich verändern will.

Tipps wie man Veränderungen zulässt

Diese Tipps können Ihnen helfen, im Bezug auf Ihren Wunsch, normalgewichtig zu bleiben.

Lassen Sie Ihre Vergangenheit hinter sich!

Vergessen Sie zunächst alle Ratschläge, die Sie bislang über die Möglichkeiten normalgewichtig zu werden, erhalten oder gelesen haben. Durch die Vielzahl der unterschiedlichsten Meinungen und Empfehlungen entsteht Unsicherheit. Man weiß nicht, welcher Ratschlag richtig ist. Dieser Zwiespalt verhindert, dass man sich nicht für eine notwendige Veränderung entscheiden kann.

Ziehen Sie einen Schlussstrich unter all Ihre vergeblichen Versuche. Werfen Sie all Ihre Zweifel aus dem Kopf. Sie haben jetzt einen neuen Weg vor sich, den Sie ohne Ballast, bis zu Ihrem Normalgewicht gehen werden. Auf diesem Weg wird Ihnen viel Bekanntes begegnen. Hinweise und Tipps, die Sie schon einmal ausprobiert haben. Auch wenn Sie damals nicht zu dem erwünschten Erfolg geführt haben, starten Sie trotzdem noch einmal einen Versuch. Gehen Sie unbelastet in die Zukunft.

Keine falschen Rücksichtnahmen!

Der Weg zu Ihrem Normalgewicht soll ja nicht zu beschwerlich sein. Deshalb gehen Sie ihn ja auch gemächlich und lassen sich Zeit. Auf diesem Weg werden Sie zahlreichen Versuchungen ausgesetzt sein. Geburtstagsfeiern, Einladungen von Freunden, Familienfeiern, Geschäftsessen und den Versuchungen am Arbeitsplatz, wenn von einer Kollegin einem Kollegen Süßigkeiten oder ein Stück Kuchen angeboten werden.
„Stell dich nicht so an, das eine Stückchen Kuchen (Schokolade) wird dir schon nicht schaden." „Dir schmeckt es wohl nicht, dabei habe ich mir so viel Mühe gemacht."

Allzu leicht lässt man sich dann doch dazu überreden, noch etwas zu essen oder den Kuchen nicht abzulehnen. Meist unter dem Vorwand der Rücksichtnahme. Wie wäre es, wenn man von den Gastgebern oder den Kollegen Rücksichtnahme einfordern würde?

Lernen Sie „Nein" zu sagen!

Manche Menschen glauben, nur dann anerkannt zu werden, wenn sie unablässig Rücksicht auf die Wünsche anderer nehmen. Dass dies ein Irrtum ist, verdeutlicht diese Bauernweisheit: *„Wer sich nicht wehrt, der wird nicht geehrt."*

Visionen helfen:

Was würden Sie dafür tun, um schlank zu werden? Was werden Sie tun, wenn Sie Ihr Normalgewicht erreicht haben? Visionen verleihen Plänen Flügel oder um es mit Walt Disney auszudrücken: „If you can dream it, you can do it. (Wenn du es dir vorstellen kannst, kannst du es auch machen.)" Träumen Sie und malen Sie sich bildlich aus, welche Gewohnheiten Sie ablegen werden und welche Sie sich angewöhnen.
Stellen Sie sich vor, wie Sie in wenigen Wochen soundso viel Kilo leichter sind. Malen Sie sich aus, wie Sie in eine Boutique gehen und sich Kleider kaufen, die einige Kleidergrößen unter Ihrer bisherigen liegen. Träumen Sie von Ihrem nächsten Urlaub und wie Sie schlank am Strand liegen.

Entwickeln Sie Pläne!

Belassen Sie es nicht nur beim Träumen. Planen Sie die Verwirklichung Ihres Traums, Ihrer Träume. Je genauer Sie den Weg vor sich sehen, desto leichter können Sie ihn gehen. Sie müssen nicht jede Einzelheit planen. Oft genug wird Ihnen Ihr innerer Schweinehund einen Strich durch die Rechnung machen. Doch wenn Sie die Richtung kennen und immer wieder auf den richtigen Weg zurückfinden, können Sie Ihrem Ziel treu bleiben und unterwegs auch einmal einen kleinen Umweg machen.

Gehen Sie in kleinen Schritten vor!

Überstürzen Sie nichts. Jede Veränderung ist eine Abfolge von kleinen Schritten. Wie war das: *„Eine Veränderung bewirkt stets eine weitere Veränderung."*

Frage: Wie bekommt man einen Baum in den Ofen?

Antwort: in kleinen Scheiten.

Wir haben alle unsere kleinen und großen Ziele. Voller Ungeduld wollen wir diese Ziele möglichst schnell erreichen und dies dann auch noch ohne Mühe und eigene Anstrengung.

Um bei obiger Frage anzusetzen. Es wird Ihnen wohl schwerlich gelingen, Ihre überflüssigen Pfunde auf einen Schlag loszuwerden. Auch nicht unter größter Mühe und Anstrengung.

Auch andere Ziele erreichen wir nicht auf einmal oder blitzschnell. Ja, es kann sogar sein, dass wir nach einiger Zeit der Anstrengung denken, dieses Ziel sei unerreichbar. Tatsache ist: Nur Katastrophen kommen plötzlich und in einem Schritt!

Das Prinzip der Mikro-Schritte

Es gilt, den inneren Schweinehund zu überwinden. Morgen ist doch auch noch ein Tag. Morgen werde ich mich ändern; gestern wollte ich es heute schon." Christine Busta, oder anders ausgedrückt: Morgen werde ich tun, was ich gestern schon tun wollte."

Kein Mensch lässt sich gern sagen, was er tun soll, selbst dann nicht, wenn wir es uns selbst sagen. Wenn wir ein neues Projekt oder Vorhaben angehen, hören wir oft eine innere Stimme in uns. Sie fragt uns: „Muss das sein?" „Ist es wirklich notwendig?" „Kann ich das Vorhaben nicht erst einmal auf später verschieben?" Und schließlich sind aus unseren guten Vorsätzen in kurzer Zeit meist nur fromme Wünsche geworden.

Es gibt Untersuchungen von Verhaltensforschern, die belegen, dass, wenn wir uns etwas vornehmen und nicht innerhalb von 3 Tagen den ersten Schritt tun, in etwa 80% der Fälle nichts geschieht. Ca. 72 Stunden ist die Dauer, in der unser Gehirn den Vorsatz im Arbeitsgedächtnis präsent hält. Geschieht bis dahin nichts mit diesem Vorsatz, wird er gelöscht und wandert nicht ins Langzeitgedächtnis. Ausnahmen gibt es, wenn der Vorsatz über mehrere Sinneskanäle präsent ist (Visuelles, Auditives und Handlungsgedächtnis), vielfach wiederholt wird oder sehr emotional besetzt ist.

Natürlich gibt es zahlreiche Tipps und interessant Bücher zu diesem Thema. Doch wie setze ich diese Ratschläge in die Tat um? Zerlegen Sie Ihr Vorhaben in kleine Schritte, je größer Ihr Vorhaben desto zahlreicher sollten die Schritte sein. Dann werden Sie das Ziel ohne große Mühe und Anstrengung erreichen können und nicht auf halben Weg aufgeben.

Im Prinzip ist dieses Buch ja so aufgebaut. Täglich einige Seite lesen, bedeutet täglich einen Schritt zu Ihrem Ziel, dem Normalgewicht. Sie müssen sich dabei nicht anstrengen und werden nach und nach die eine oder andere Empfehlung übernehmen. Das Schöne ist, es geschieht völlig automatisch.

Übrigens können Sie diese Methode auch bei allen anderen Vorhaben anwenden. Ob Sie endlich Ihre Steuerklärung machen, die Schublade aufräumen oder Ihr Wohnzimmer umgestalten wollen usw.

Stärken Sie Ihr Selbstvertrauen!

Wer Angst vor Veränderungen hat, ist oft auch unsicher bei allen Entscheidungen, die er treffen muss. Eher zögerlich und ständig hinterfragend ob seine Entscheidungen richtig oder falsch wäre. Diese Unsicherheit blockiert manche positive Entwicklung.

Erinnern Sie sich an all die Male, an denen Sie etwas Neues verwirklicht haben. Bewerten Sie dabei Ihre diesbezüglichen Erfolge. Aber reflektieren Sie auch die kleinen Veränderungen, die sich im Laufe des täglichen Lebens ergeben. Diese nehmen wir nur nicht bewusst wahr. Nur bei den wirklich großen Veränderungen schrillen bei uns die Alarmglocken. „Das schaffst du nie“, „das ist zu schwer“ oder „das kann ich nicht“, so dröhnt es in unserem Kopf. Machen Sie es sich bewusst, welche Vorteile Ihnen frühere Veränderungen gebracht haben.

Jeder Neubeginn ist eine Chance, eine Herausforderung und nicht zuletzt bringt er ein gewisses Maß an Spannung in unser Leben, welches uns aus der Lethargie herausführt.

Blicken Sie positiv in die Zukunft!

Dann können Sie sich auch auf Veränderungen freuen.

Warum freuen wir uns auf den Urlaub? In der Regel deshalb, weil wir aus unserem alltäglichen Einerlei „entfliehen" können, zumindest für einige Zeit. Obwohl während des Urlaubs doch zahlreiche Veränderungen unserer Lebensumstände stattfinden werden.

Ist es nicht seltsam, dass wir uns auf diese Veränderung freuen, aber vor Veränderungen unseres tagtäglichen Lebens zurückschrecken?

Die Erklärung liegt in der Vorfreude. Sie freuen sich auf den Urlaub und die dazugehörigen Veränderungen.

Meine Empfehlung: Machen Sie es mit allen Veränderungen die Sie vorhaben so, wie mit Ihrem Urlaub. Da denken Sie ja auch nur an die positiven Aspekte. Sie denken nicht darüber nach, ob Ihnen das Essen schmecken wird, ob die Unterkunft sauber ist, ob Sie stundenlang im Stau stehen oder der Rückflug wegen eines Streiks verschoben werden muss.

Das Leben hat nicht nur Schattenseiten. Wenn Sie sich auf das Neue einlassen, werden Sie feststellen, dass die Sonnentage überwiegen.

Eine kleine Aufgabe für Sie.

Schreiben Sie ins Zentrum eines Bogen Papiers, die Veränderung, die Sie jetzt vorhaben. Dann schreiben alle Vorteile, die Ihnen diese Veränderung bringen wird, darum herum. Lassen Sie Ihrer Fantasie freien Lauf. Auch die kleinsten Vorteile sollten Sie notieren. Anschließend drehen Sie den Bogen um und schreiben die befürchteten Nachteile auf. Wenn Sie die Summe der Nachteile - wenn Sie welche gefunden haben sollten - mit dem Ergebnis der Vorteile vergleichen, werden Sie feststellen, dass die Vorteile zahlenmäßig deutlich überwiegen werden. Falls dies, was in der Regel unwahrscheinlich ist, umgekehrt sein sollte, dann vergessen Sie dieses Vorhaben.

Die Ernährung

Jeder Organismus, jedes Lebewesen benötigt Nahrung, um sich zu entwickeln, sich zu erhalten und um gesund zu bleiben. Diese Nahrung nehmen wir über ess- und trinkbare Stoffe auf. Der körpereigene Stoffwechsel zerlegt diese in verwertbare Bestandteile, die wir zur Erhaltung unserer Lebensprozesse benötigen.

Die Nahrung kann tierischen oder pflanzlichen Ursprungs sein.

Bei einem Mangel an Nährstoffen werden wir über das Hungergefühl aufgefordert, Nahrung aufzunehmen. Ist der Mangelzustand behoben, wird über das Sättigungssignal die Nahrungsaufnahme beendet. Um für Zeiten des Nahrungsmangels gerüstet zu sein, kann der Körper auch Reserven anlegen, die in der Leber und dem Fettgewebe gespeichert werden. So weit so gut.

Dieses System funktioniert hervorragend seit Anbeginn des Lebens, wenn sich das Lebewesen in seiner natürlichen Umgebung befindet. Anders verhält es sich, wenn die Lebensbedingungen sich verändern. Dies ist bei uns Menschen, die in der heutigen Zeit und in der Epoche eines Überangebots an Nahrungs- und Genussmitteln leben, geschehen.

Zwar dient die Nahrungsaufnahme nach wie vor der Lebenserhaltung, aber was, wann und wie viel wir essen, wird nicht mehr allein vom vorgenannten Regelkreis bestimmt.

Brian Wansink, amerikanischer Ernährungswissenschaftler und Autor des Buches „Essen ohne Sinn und Verstand", hat in zahlreichen Untersuchungen gezeigt, dass zahlreiche Beeinflussungen unser Ernährungsverhalten bestimmen. Dazu gehören unsere Vorlieben, unsere Stimmung, das Angebot, die Werbung, die Größe der Packungen, Sonderangebote, der Geruch und die Farbe und natürlich auch der Geschmack.

Da wir unsere Lebensmittel nicht mehr selbst anbauen und die Versorgung der Lebensmittelindustrie überlassen haben, werden die oben genannten Beeinflussungen durch das Fooddesign genutzt, um uns zum Kauf und natürlich auch zu Verzehr zu verführen. Fooddesigner entwickeln Lebensmittel und kümmern sich um deren Styling und Funktionalität. Sie sorgen dafür, dass unser Essen und Trinken nicht nur unseren Hunger stillt, sondern dass alle verfügbaren Sinne angesprochen werden - sodass wir unwillkürlich Lust auf mehr bekommen. Dies führt dann dazu, dass wir mehr essen als wir zur Deckung unseres

Energiebedarfs benötigen. Die Folge ist Übergewicht, da unser Stoffwechsel jede Energie die wir über die Nahrung zuführen gnadenlos verwertet. Das heißt entweder verbraucht oder, wenn kein Bedarf vorhanden ist, einlagert.

Welche Gegenstrategie verspricht Erfolg?

Da beim Ess- und Genussverhalten viele Sinne wirksam sind, auch eingeübten Gewohnheiten auf unser unterbewusstes Handeln Einfluss nehmen, gibt es nicht nur die eine wirksame Maßnahme. Um wirkungsvoll gegenzusteuern, ist eine Vielzahl von Einzelmaßnahmen notwendig, die unterschiedliche Lebensbereiche betreffen.

Als Fundament für die Umsetzung der Empfehlungen und Abnehmtipps ist es hilfreich, wenn man die Nahrungsaufnahme und sein Genussverhalten nicht mehr dem Zufall überlässt, sondern bewusst gestaltet. Zumindest so lange, bis sich ein gewohnheitsmäßiges Handeln eingeübt hat. Im zweiten Teil dieses Buches finden Sie dazu zahlreiche Tipps.

Welche unbewussten Verhaltensweisen kenne ich von mir?.

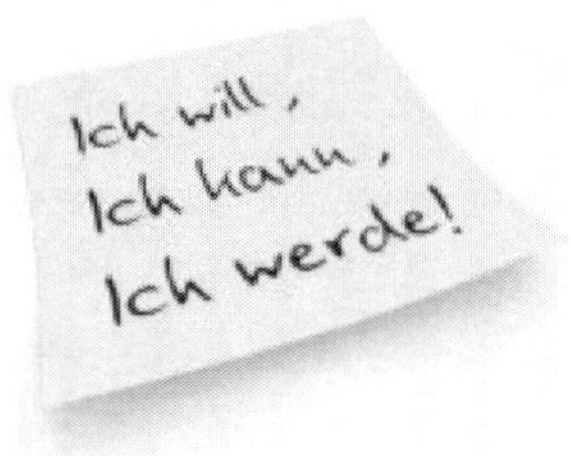

Gibt es „gute“ und „schlechte“ Lebensmittel?

Was sind Lebensmittel?
2002 verabschiedeten das Europäische Parlament eine Definition des Begriffs „Lebensmittel“. Demnach sind „Lebensmittel“ alle Stoffe oder Erzeugnisse, die dazu bestimmt sind oder von denen nach vernünftigem Ermessen erwartet werden kann, dass sie in verarbeitetem, teilweise verarbeitetem oder unverarbeitetem Zustand von Menschen aufgenommen werden.

Lebensmittel sind somit Stoffe, die vom Menschen zur Ernährung und zum Genuss verzehrt werden. Sie haben einen Nährwert, einen Genusswert, einen Gebrauchswert und sie sollen möglichst frei von schädlichen Substanzen sein. Lebensmittel tragen demnach zu Gesundheit und Wohlbefinden bei.

Soweit zur amtlichen Definition. Eine Unterscheidung zwischen guten und schlechten Lebensmitteln wird nicht gemacht.

Viele Ernährungsexperten ordnen jedoch Nahrungsmittel diesen beiden Gruppen zu. Danach zählen Obst und Gemüse, aber auch Milch- und Vollkornprodukte sowie Fisch und mageres Fleisch zu den „guten“ Lebensmitteln. Fettreiches Fleisch, Süßwaren und andere Lebensmittel mit hohem Genusswert fallen dagegen in die andere Kategorie. Die Frage, die sich aus dieser Klassifizierung ergibt, ist, wie wertet unser Stoffwechsel eine solche Einteilung?

Grundsätzlich kann man davon ausgehen, dass es dem Organismus egal ist, in welcher „Verpackung“ die Nährstoffe zugeführt werden. Für ihn zählt lediglich, dass alle notwendigen Inhaltsstoffe, wie Eiweiß, Fett, Kohlenhydrate, Vitamine und essentielle Bausteine ausreichend enthalten sind. Besteht ein Mangel, so wird er leistungsschwach, besteht ein Überangebot, so wird er dieses in den Speicherzellen lagern.

Einfach ausgedrückt, man kann auch mit „guten“ Lebensmitteln übergewichtig werden oder mit „schlechten“ Nahrungsmitteln schlank bleiben. Tatsache ist, dass nicht einzelne Lebensmittelgruppen, sondern die gesamte Ernährungsweise Einfluss auf die Gesundheit wie auch auf ernährungsmittelbedingte Krankheiten hat. Paracelsus hat dies in einem einzigen Satz ausgedrückt: *„Jedes Ding ist Gift, und nichts ist ohne Gift - allein die Dosis macht, dass ein Ding kein Gift ist.“*

Sie können heutzutage zwischen einer großen Anzahl an Lebensmitteln auswählen. Damit haben Sie aber auch die Verantwortung, Ihre Nahrung bedarfsgerecht zusammenzustellen. Empfehlungen zur Nährstoffdichte können daher nicht auf bestimmte Lebensmittel beschränkt werden, sie müssen die gesamte Kost einbeziehen.

Lernen Sie, ihren Speiseplan entsprechend ihren individuellen Bedürfnissen zusammenzustellen. Es gibt keine „guten" und „schlechten" Lebensmittel. Ausschlaggebend ist vielmehr die bewusste und die ausgewogene Ernährungsweise sowie ein insgesamt gesundheitsorientierter Lebensstil, wozu auch die Bewegung zählt.

Wovon glaube ich zuviel zu essen oder zu trinken?
(Fleisch, Süßigkeiten, Cola, Süßgetränke?).

Lebensmittel und ihre Energiedichte

Brot	
Schwarzbrot und Graubrot	1,9 - 2,2
Weißbrot	2,5
Knäckebrot	3,2
Croissant	4,3
Kohlenhydratbeilagen	
Kartoffeln	0,7
Kartoffelsalat mit Essig und Öl	1,0
Kartoffelsalat mit Mayonnaise	2,1
Kartoffelkloßteig	1,1
Bratkartoffeln (vor dem Verzehr kurz auf Küchenpapier legen, um das Fett zu reduzieren).	1,3
Reis	1,1
Nudeln / Vollkornnudeln	1,4
Kroketten	1,9
Spätzle	1,8
Pommes frites (Fritteuse)	2,9
Fleisch	
Hähnchenbrustfilet / Putenschnitzel	1,0
Rind- oder Kalbfleisch; mager	1,0
Rindersteak	1,2
Rinderhackfleisch	2,2
Hackfleisch gemischt	2,6
Schweineschnitzel	1,1
Schweineschnitzel paniert	3,2
Schweinekotelett (unpaniert)	1,5
Frikadelle	2,1
Ente	2,3
Gans	3,4

Käse	
Frischkäse 5 % Fett absolut	1,1
Kräuterquark	1,4
Mozzarella light	1,6
Speisequark 40 % F. i. Tr.	1,4
Frischkäse 16 % Fett absolut	2,0
Mozzarella	2,5
Frischkäse 60 % Fett	2,9
Gouda, Edamer, Raclette, 45 % F. i. Tr.	3,5
Camembert 45 % F. i. Tr.	2,9
Mascarpone	4,6
Wurst / Aufschnitt	
Gekochter Schinken	1,3
Kalter Braten	1,4
Geräucherter Schinken	1,5
Energiearme Wurst / Würstchen	0,8 - 1,3
Bierschinken	1,7
Landjäger	4,6
Wiener Würstchen / Gelbwurst	2,8
Bratwurst	3,1

Salami	3,7
Leberwurst / Leberkäse	3,0
Obst / Gemüse	
Obst (im Durchschnitt)	0,5
Trockenobst (im Durchschnitt)	2,7
Grüner Salat	0,1
Salatsoße	0,3 - 4,5
Gemüse (im Durchschnitt)	0,2
Tiefkühlgemüse	0,2 - 1,2
Oliven schwarz	3,5

Fette	
Öl	9,0
Butter	8,0
Margarine	8,0
Halbfettbutter / -margarine	3,7
Süßer Brotaufstrich	
Honig	3,3
Konfitüre	2,7
Nussnougatcreme	5,2
Fertiggerichte / Fastfood	
Suppen	0,3 - 0,8
Eier	1,5
Eintöpfe (Konserve)	0,2 - 0,9
Hamburger	2,4
Döner	2,1
Fischstäbchen	2,0
Tiefkühlpizza	2,1 - 2,9
Müsli / Joghurt	
Joghurt mit Früchten, gezuckert 1,5 % Fett	0,8
Joghurt mit Früchten, gezuckert, 3,5 % Fett	0,9
Müsli (trocken)	3,1 - 4,4
Fruchtriegel / Müsliriegel	3,2 - 4,2
Fisch	
Seelachs / Zander / Kabeljau	0,8
Krabben	0,9
Forelle	1,0
Sushi	1,6
Makrele	1,8
Lachs	2,0
Heringsfilet in Tomatensoße	2,0
Panierter Fisch	3,2

Soßen	
Braune / helle Soßen	0,4 - 1,1
Tomatensauce	0,6 - 1,3
Saure Sahne	1,2
Cocktailsoße	2,0
Sauce Holandaise	4,4 - 5,7
Pesto	3,6 - 5,8
Mayonnaise	7,4
Sahne	3,1
Crème Fraiche	3,8
Knabbereien	
Nüsse	5,7 - 7,0

Kartoffelchips	5,3
Reiskräcker	3,8
Popcorn	3,7
Salzstangen	3,5
Süßigkeiten / Desserts	
Pudding / Milchreis (aus dem Kühlregal)	0,6 - 1,2
Sahnepudding	1,5 - 1,6
Eis	1,4 - 2,9
Kaiserschmarrn	2,4
Vollmilch / weiße Schokolade	5,4
Edelbitterschokolade	5,3
Marzipan	4,9
Tiramisu (selbst gemacht)	2,6
Mousse (Schokolade, Vanille, Wein, selbst gemacht)	3,3
Kuchen	
Obstkuchen aus Hefeteig	1,8
Rührkuchen	3,6
Sahnetorte	3,7
Blätterteiggebäck	3,3

Kalorienhaltige Getränke werden oft bei der täglichen Energiebilanz vernachlässigt. Aber Getränke machen auch dick. Darum fallen kalorienhaltige Getränke sofort in den „roten“ Bereich. Vermeiden Sie beim Abnehmen deshalb weitgehend flüssige Kalorien, oder trinken Sie nur kleine Mengen, die Sie auch mit Wasser verdünnen können, wenn Ihnen Wasser allein nicht schmeckt. Verdünnen Sie mindestens im Verhältnis 1 Teil Saft 3 Teile Wasser. Light- oder Zero-Produkte haben zwar null Kalorien, aber die Zuckerersatzstoffe sind weder gesund und können zudem den Zuckhaushalt durcheinanderbringen.

Getränke	
Wasser	0
Light-Limonaden	0
Tee	0
Kaffee	0
Fruchtsaft	0,5
Limonade	0,4
Cola	0,6
Alkoholfreies Bier	0,3
Bier	0,4
Rotwein / Weißwein	0,8
Sekt	0,8
Likör	2,4
Whisky	2,4
Milch (1,5 % Fett)	0,5
Milch (3,5	0,6

Gibt es „Die“ gesunde Ernährung?

Ernährungswissenschaftler Uwe Knop hat ein Buch geschrieben, in welchem er die Ernährungswissenschaftlichen „Erkenntnisse und Empfehlungen“ in Frage stellt, ja sogar als untauglich bezeichnet.

In den vergangenen fünf Jahren habe er über 300 aktuelle Studienergebnisse kritisch analysiert. In der Neuauflage seines Buches „Hunger & Lust“ stellt er den Sinn und Nutzen der Ernährungsforschung infrage: Kein gesunder Mensch braucht Ernährungswissenschaft – und noch weniger die daraus resultierenden Ernährungsregeln, erklärt er darin.

Grundsätzlich stimmen die Aussagen von Herrn Knop mit meinen Erfahrungen überein. Auch ich bin der Meinung, dass kein Mensch auf Grund der Empfehlungen der Ernährungswissenschaftler sein Gewichtsproblem in den Griff bekommt. Wäre es anders, würde sicher die prozentuale Anzahl der Übergewichtigen in den Industrienationen nicht steigen, sondern sinken.
Auch der Aussage von Herrn Knop, dass die unterschiedlichen Meinungen über die gesunde Ernährung, den Verbraucher mehr verwirren als wirklich nutzbringend informieren, kann ich absolut bestätigen.

Allerdings ist es aber eine Tatsache, dass unsere „moderne“ Ernährung in wesentlichen Teilen, nicht den Bedürfnissen des menschlichen Organismus entspricht. Fertigprodukte mit Beimengungen von Konservierungsstoffen, Farben, Aromen und Geschmacksverstärkern entsprechen nicht den Voraussetzungen für eine natürliche und damit gesunde Ernährung.

Gleichwohl wird es niemanden schaden, wenn ab und zu ein Fertigprodukt verzehrt wird. Meine Empfehlung lautet, wenn es möglich ist, auf Fertigprodukte verzichten.

Eintöpfe und Gemüsesuppen eignen sich hervorragend, als Portionen eingefroren zu werden. So haben Sie immer eine Mahlzeit, wenn es einmal schnell gehen muss.

Grundsätzlich muss jeder selbst entscheiden, was für ihn gesund oder nachteilig ist. Deshalb sollte man eine Liste der für sich abträglichen Nahrungsmittel erstellen. Für den Einzelnen unbekömmliche Nahrungsmittel können durchaus auch sogenannte gesunde Lebensmittel, Obst, Gemüse oder die vielfach angepriesenen Vollkornprodukte sein.
Dazu eine Erfahrung aus meiner Praxis.

Ein Patient, mit ständigen Verdauungsbeschwerden, erhoffte sich Hilfe von mir. Die Vorgeschichte ergab, dass er bis vor sechs Monaten völlig beschwerdefrei war. Die weitere Befragung ergab, dass seine Ehefrau, wegen ihres Übergewichts einen Kurs über gesunde Ernährung besuchte, der von ihrer Krankenkasse angeboten wurde.

Die Kursleiterin, eine Ökotrophologin, vertrat die mittlerweile zu Genüge bekannte Ernährungsempfehlung, möglichst Vollkornprodukte zu verzehren. Die Ehefrau des Patienten meinte nun, was für sie gut sei, müsse auch ihrem Mann gut tun. Die gleich darauf auftretenden Verdauungsbeschwerden wie Völlegefühl, Blähungen und krampfartige Schmerzen, wurden zwar der Kostumstellung zugeschrieben, aber als ein sicher vorübergehendes Problem betrachtet. Jetzt nach sechs Monaten müsste sich der Körper ja an die neue Kost gewöhnt haben, es sei denn, irgendeine Krankheit seiner Verdauungsorgane läge vor. Dies solle ich doch durch eine Irisdiagnose feststellen, da die relevanten Laborwerte alle im Normbereich lägen.

Da auch ich keine Hinweise auf eine Erkrankung finden konnte, empfahl ich ihm, ab sofort keine Vollkornprodukte mehr zu sich zu nehmen. Zwei Tage später war der Patient wieder beschwerdefrei.

Der Hintergrund:

Im unbehandelten Zustand enthalten die meisten Gemüse und Getreide eine Reihe von Abwehrstoffen, die den Appetit potenzieller Fraßfeinde verderben sollen. Viele dieser Substanzen beeinträchtigen die menschliche Verdauung und können sogar giftig (z. B. Lektine) sein. Dummerweise tummeln sich solche Stoffe gerade in der als „gesund" geltenden Randschichten der Getreidekörner mitgegessen werden. Damit aber ist häufiger Vollkornverzehr auf Dauer eher als problematisch anzusehen.

Dass ein verstärkter Verzehr von Vollkorn den Verdauungstrakt langfristig überfordert, wird dadurch erklärt, dass der Mensch im Vergleich zu typischen Pflanzenfressern wie Rindern oder z.B. Tauben weder Pansen noch Kropf besitzt. Er nutzt Getreide erst seit rund 10 000 Jahren in nennenswerter Menge als Nahrungsmittel und musste aufwändige Verarbeitungsmethoden wie das Mahlen, die Fermentation und das Backen entwickeln, um es verdauen und seine Nährstoffe verwerten zu können.

Welche Nahrungsmittel sind für Sie gesund?

Ich kann Ihnen keine Liste mit gesunden und ungesunden Lebensmitteln aufstellen. Selbst der verschriene Hamburger aus der Imbissstube muss nicht ungesund sein. Allerdings sollte man sich nicht überwiegend von ihm ernähren. Wie sagte doch Paracelsus: „Ein jedes Ding ist Gift, allein die Menge macht's!" Dieser Satz gilt auch für unsere Nahrungsmittel.

Achten Sie auf Ihre Empfindungen, die sich nach einer Mahlzeit bei Ihnen einstellen. Fühlen Sie sich nach einer Mahlzeit wohl und leistungsstark sind diese Nahrungsmittel für Sie genau richtig gewesen, also gesund.

Fühlen Sie sich schwach, müde oder bekommen Sie sogar Durchfall, dann waren diese Nahrungsmittel für Sie ungesund. Dies gilt für alle Nahrungsmittel, egal ob sie von Experten als gesund oder ungesund eingestuft wurden.

Wie können Sie denn feststellen, ob ein Nahrungsmittel für Sie bekömmlich oder unbekömmlich ist?

Es sind Ihre Geschmacksnerven, mit deren Hilfe Sie einen Großteil, der für Sie persönlich schädlichen Nahrungsmittel herausfinden können, die schmecken Ihnen nämlich nicht. Dafür ist es aber sinnvoll, jeden Bissen möglichst lange zu kauen, da sich manche der unbekömmlichen Inhaltsstoffe zunächst verstecken und erst durch das Zerkleinern des Bissens frei und erkannt werden.

Eine weitere Möglichkeit für Sie unbekömmliche Nahrungsmittel herauszufinden ist es, einmal einige Zeit, so zwei bis drei Wochen, alles aufzuschreiben, was Sie essen oder trinken.

Schreiben Sie auch auf, wie Ihre Befindlichkeit nach einer Mahlzeit ist. Sind Sie leistungsfähig oder eher schlapp und müde. Haben Sie nach einer Mahlzeit Verdauungsbeschwerden, Blähungen oder Durchfall?

Beachten Sie, dass entsprechende Symptome erst nach Stunden, manchmal auch erst einen Tag nach einer Mahlzeit auftreten können. Wenn Sie diese Liste ein bis zwei Wochen führen, dann werden Sie feststellen, dass sich bestimmte Beschwerden immer wieder auftreten. Das könnte bedeuten, dass verstärkt an mehreren Tagen Blähungen oder Kopfschmerzen auftreten, aber an den betreffenden Tagen unterschiedliche Nahrungsmittel gegessen wurden. Vergleicht man dann den Tag davor, wird man feststellen, dass hier immer ein ganz bestimmter Nahrungsbestandteil gegessen wurde. Auf meiner Website finden Sie unter dieser Adresse ein entsprechendes Formular: Die Kurz-URL http://wck.me/fj

Eiweißmast

Das Lebenswerk des Frankfurter Mediziners Prof. Dr. med. Lothar Wendt (1907-1989) besteht in der Erforschung des Eiweißstoffwechsels im menschlichen Organismus und in der Erkenntnis, dass - entgegen herkömmlicher wissenschaftlicher Meinung - Eiweiß gespeichert werden kann. Womit der Begriff "Eiweißmast" untermauert wird. Die daraus resultierenden gesundheitlichen Schäden können erheblich sein. Es handelt sich um die sogenannte Eiweißspeicherkrankheit.

Unter Eiweißspeicherkrankheiten versteht man ernährungsabhängige Krankheitsbilder, die infolge von Eiweißablagerungen in Binde- und Stützgeweben, sowie an den Wänden der Blutgefäße entstehen.

Dazu zählen:
Arteriosklerose
Arthrose der Gelenke
Bluthochdruck
Diabetes Typ II
Gicht
Rheuma
Übergewicht

Wer regelmäßig zu viel tierische Eiweiße in Form von Fleisch, Fisch, Eiern oder Milchprodukten zu sich nimmt, führt seinem Körper ständig ein Übermaß an Eiweißen zu. Der Organismus gerät in eine Übersäuerung.

Die Fähigkeit des Körpers, tierische Eiweiße zu verarbeiten ist grundsätzlich sehr begrenzt. Die Verwertung dieser Eiweiße setzt einen vollkommen intakten Darm voraus und verlangt dem Körper zudem sehr viel Energie ab.

Diese Voraussetzungen sind bei den meisten Menschen jedoch kaum noch vorhanden. Wenn man noch bedenkt, dass selbst ein gesunder Darm nur ca. 100 g tierischer Produkte problemlos verwerten kann, leuchtet es ein, dass die tägliche Eiweißmast nur in einer gesundheitlichen Katastrophe enden kann. Die Eiweißspeicherkrankheit ist vorprogrammiert.

Unser Stoffwechsel ist nicht in der Lage, diese großen Eiweißmengen zu verarbeiten. Sie müssen zunächst im Bindegewebe zwischenlagert werden.

Da die Eiweißflut über die tägliche Nahrung kein Ende nimmt, ist das Bindegewebe irgendwann nicht mehr aufnahmefähig. Die eingelagerten Eiweiße führen zur so genannten Eiweißspeicherkrankheit. Der gesamte Körper ist von dieser Situation betroffen, da die Versorgung der Organe mit Nährstoffen eingeschränkt ist, und der Abtransport schädlicher Stoffwechselendprodukte, nicht mehr gewährleistet werden kann. Eine Eiweißspeicherkrankheit legt den Grundstein für die Entwicklung von Krankheitsbildern jeder Art.

Muss man deshalb zum Vegetarier werden?

Nein, dies ist notwendig. Die machbarste Lösung ist, sich so zu ernähren, wie es vor nicht allzu langer Zeit üblich war. Noch in den sechziger Jahren war der tägliche Konsum von Fleischprodukten eher selten. Die Lagerungsmöglichkeiten, die finanzielle Situation und auch das Angebot ermöglichten es nicht.

In der Regel gab es sonntags den „Sonntagsbraten“ und während der Woche freitags Fisch. Ansonsten eben Eintopf oder Kartoffelgerichte.

Ragnar Berg (1873-1956), ein schwedischer Ernährungswissenschaftler, empfahl nicht mehr als drei Mal wöchentlich tierisches Eiweiß zu sich zu nehmen.

Denkpause

Überfluss - Segen oder Fluch?

Eines der Hauptprobleme beim Übergewicht ist der Überfluss.
Nicht nur die fast ständige Verfügbarkeit an Nahrungs- und Genussmittel in Supermärkten, oder in der häuslichen Vorratshaltung führt zu einer unnötigen Energieaufnahme.

An jeder Straßenecke findet man einen Imbiss, eine Gaststätte, ein Metzger mit heißer Theke oder Bäcker mit belegten Brötchen. Nicht zu vergessen die Bistros oder Eisdielen. In meiner Heimatstadt Gießen habe ich die betreffenden Angriffe, auf die schlanke Linie und die guten Vorsätze, gezählt.
In der Fußgängerzone finden sich auf einer Strecke von ca. 600 Metern:
3 Eisdielen,
2 Fischläden mit Imbiss (Nordsee),
2 Bratwurststände,
1 Döner-Imbiss,
1 Imbiss mit Kartoffelprodukten.
3 Bäckereien mit Pizza und belegten Brötchen im Angebot.
2 Cafés und 2 Läden mit Süßigkeiten.
Dabei habe ich die Lokalitäten in den Nebengassen nicht berücksichtigt.
Dies zeigt überdeutlich, dass keine Energie mehr aufgewendet werden muss, um sich Nahrung zu beschaffen. Schlimmer noch ist aber die ständige Versuchung, der man ausgesetzt ist.
Irgendwann pfeift man auf die guten Vorsätze und nimmt das eine oder andere Angebot wahr. Obwohl man keinen Energiehunger haben kann, da man ja kurz vorher bereits etwas gegessen hat, bzw. noch genügend Reserven in Form von Fett vorhanden sind. Unser Körper tut dann das, was er seit Jahrhunderttausenden gelernt und erfolgreich genetisch verankert hat: Er verschwendet nichts von der, für ihn kostbaren Energie, die ihm so reichlich zugeführt wird. Er speichert sie in Form von Fett, koste es, was es wolle. Er kann von sich aus nichts dagegen tun, auch wenn er sich eines Tages kaum noch bewegen kann und an den Folgen vorzeitig stirbt. Tatsache ist, dass der Urmensch einen Hauptteil der aufgenommenen Energie dafür verbraucht hat, eben diese Energie zu beschaffen. Der Weg zum Kühlschrank verbraucht aber keine nennenswerte Energie.

Du kannst essen, was du willst und wirst nicht dick

Übergewicht - ein Märchen!

Wie alle Märchen beinhaltet auch dieses ein Körnchen Wahrheit. Kein Märchen und die ungeschminkte Wahrheit ist es aber, dass Übergewichtige für ihre ureigenste Beschaffenheit, zu viel Energie aufnehmen und zu wenig Energie verbrauchen. Zu diesem Thema habe ich ein Märchen geschrieben, von dem ich hoffe, dass es ihnen gefällt und Sie etwas zum Nachdenken über die Ursache für Ihr Übergewicht veranlasst. Auch wenn in diesem Märchen zwei Freundinnen die Akteure sind, so könnten es natürlich auch zwei Freunde sein. Dies nur als Hinweis an die männlichen Leser.

Es war einmal ...

Es waren einmal zwei Freundinnen. Die eine von ihnen war schlank, von angenehmer Gestalt und mit liebvollem Charakter. Die andere warmherzig, liebenswürdig und charmant. Leider litt sie aber unter ihrem Übergewicht. Dieser Umstand veranlasste sie dazu, neidvoll die Freundin zu betrachten. „Du kannst, anders als ich, alles und so viel essen, wie du willst und wirst nicht dick“, sagte sie oft zu ihr.

Der Einwand ihrer Freundin, dass dies wohl nicht ganz stimme, da sie sehr wohl auf ihre Ernährung achte, konnte sie jedoch nicht überzeugen. Deshalb, um ihre Meinung zu unterstreichen, erinnerte sie die Freundin an eine Begebenheit anlässlich eines gemeinsamen Besuchs einer Eisdiele. „Damals, erinnerst du dich, habe ich einen Espresso getrunken und zwei Kugeln Eis ohne Sahne bestellt. Du hast dir den riesigen Eisbecher „nach Art des Hauses“ und reichlich Sahne einverleibt“!

Manchmal tut die Wahrheit weh und wird als Angriff oder Vorwurf verstanden. So auch in diesem Fall. Die Freundschaft bekam einen tiefen Riss. Aber da es sich ja hier um ein Märchen handelt, erscheint selbstverständlich eine gute Fee. „Es wäre schade, wenn durch diesen Riss eure so wertvolle Freundschaft zerbrechen würde“, sagte sie. Und sie schlug den Freundinnen vor, dass sie ihre Körper tauschen sollten. Die übergewichtige Freundin sollte sofort schlank und rank sein, während die schlanke Freundin die Figur der anderen bekäme.

Nach drei Monaten würde sie wieder erscheinen und alles rückgängig machen. Dies würde sicher helfen die Freundschaft zu bewahren und das gegenseitige Verständnis fördern.

Nach kurzer Überlegung gingen die beiden Freundinnen auf diesen Vorschlag der Fee ein. Bevor der Tausch von der Fee vollzogen wurde, stellte sie aber noch die Bedingung, dass sich die beiden während dieser 3 Monate nicht sehen durften. Nachdem die Freundinnen diese Bedingung akzeptierten, erhielt jede den Körperbau der anderen.

Als die drei Monate vergangen waren, trafen sich die Freundinnen wieder. Auch die Fee erschien, um den Tausch wieder rückgängig zu machen. Allerdings war dies gar nicht notwendig. Warum? Nun die Freundin, welche den schlanken Körper erhielt, war wieder genau so dick wie vor den drei Monaten. Natürlich wissen Sie jetzt, wie es weitergeht. Ja, die andere war wieder so schlank wie früher.

Hier endet das Märchen. Aber wenn ich es weiterschreiben würde, so hätte die übergewichtige Freundin, nach dieser Erfahrung sicher ihr bisheriges Essverhalten überprüft und geändert. Und wenn sie nicht gestorben sind, besteht die Freundschaft immer noch, denn beide sind schlank und der Neid hat keinen Platz in ihrer Beziehung.

Es ist nun einmal so. Niemand kann essen so viel er will, ohne übergewichtig zu werden. Zwar gibt es die schlechten oder guten Futterverwerter, das heißt, bei dem einen ist der Stoffwechsel eher träge und bei dem anderen eben erhöht. Nicht von ungefähr gibt es den Spruch vom gemütlichen Dicken. Schlanke Menschen, die vermeintlich unbegrenzte Mengen essen können, sind meist ständig irgendwie aktiv.

Denkpause

Schreiben macht schlank!

Ist es der Mühe wert, alles aufzuschreiben was Sie essen und trinken? Die Antwort ist: Ja! Warum? Wie Sie bereits wissen, essen Sie täglich unbewusst und gesteuert von Ihren Reflexen, eine Vielzahl von Nahrungs- und Genussmitteln, die Ihre Energiebilanz negativ belasten. Das heißt, Sie nehmen mehr Energie auf, als Sie benötigen. Sie nicht? Lesen Sie diese wahre Geschichte: Im Rahmen eines Abnehmprogramms, das ich mit einer Gruppe Frauen durchführte, gab ich den Teilnehmerinnen die Empfehlung, doch einmal alles, was sie tagsüber zu sich genommen haben, am Abend aufzuschreiben. Entsprechende Formulare gab ich den Teilnehmerinnen mit. ie finden das Formular Schreiben Sie auf was Sie essen auf meiner Website. Kurz-URL: http://wck.me/fj

Beim nächsten Treffen sollten die Formulare ausgewertet werden. Am Tag der Auswertung bat ich Frau X, zu beginnen. Sie reichte mir also ihre Unterlagen.

Nach einem kurzen Blick auf das ausgefüllte Formular stellte ich ihr die Frage, ob Sie wirklich alles aufgeschrieben habe. Dies bejahte sie mit Nachdruck.

Was Frau X nicht wusste, war, dass ich sie am vorherigen Tag in der Fußgängerzone gesehen hatte. Sie stand vor einem Schaufenster, in der Hand eine große Portion Eis. Diese Portion Eis fand ich aber nicht in Ihren Aufzeichnungen.

Ich bat Frau X zur Seite, so dass die anderen Gruppenmitglieder unser Gespräch nicht mithören konnten. Sie beteuerte mir, dass sie das Eis nicht absichtlich unterschlagen hätte. Dies glaubte ich ihr auch, ohne Wenn und Aber.

Auf meine Frage, ob ich das vergessene Eis in der Gruppe zur Sprache bringen könne, willigte sie ein.

Nachdem ich den Gruppenmitgliedern diese Geschichte erzählt habe, bat ich die Teilnehmerinnen ihre Aufzeichnungen nochmals nach "vergessenen" Eintragungen zu überprüfen und gegebenenfalls das Vergessene nachzutragen. Alle Teilnehmerinnen, ohne Ausnahme, begannen daraufhin ihre Tabellen zu vervollständigen. Also hatten alle etwas "vergessen" einzutragen?

Welche Lehre können Sie aus dieser Geschichte ziehen? Gehen Sie ruhig davon aus, dass keine der Teilnehmerinnen bewusst einen Eintrag unterschlagen hat. Was war also der Grund für das „Vergessen"? Bedingte Reflexe sind für viele Reaktionen, die wir unwillkürlich ausführen, verantwortlich. Dies ist eine sinnvolle und notwendige Maßnahme, um uns vor Schäden zu schützen.

Ein Beispiel soll dies verdeutlichen. Sie joggen, um Ihre Energiebilanz auszugleichen. Das Wetter ist schön. Plötzlich kommt eine Mücke direkt auf Ihr Auge zugeflogen.

Reflexartig schließen Sie Ihre Augen. Die Mücke prallt gegen Ihr geschlossenes Augenlid. Glück gehabt, es ist nichts passiert. Wenige Augenblicke später haben Sie dieses Ereignis bereits vergessen.

Stellen Sie sich nun vor, Sie hätten das Augenlid bewusst schließen müssen. Die Mücke kommt angeflogen. Sie denken: "Oh, da kommt eine Mücke direkt auf mein Auge zugeflogen. Ich muss jetzt mein Augenlid schließen, damit sie mir nicht ins Auge fliegt."

Ich garantiere Ihnen, bevor Sie auch nur „Mücke" gedacht haben, ist sie bereits gegen Ihren Augapfel geprallt. Ich denke, an dieses Ereignis würden Sie sich dann noch einige Zeit erinnern. Zurück zu den Teilnehmerinnen. Frau X hat eine Eisdiele (Reiz) gesehen. Wie immer hat Sie sich ein Eis gekauft (Reizantwort). Eine andere Teilnehmerin hat die Scheibe Wurst (Reiz), die sie direkt aus dem Kühlschrank gegessen hat (Reizantwort), vergessen.

Wieder eine andere Teilnehmerin das Fischbrötchen (Reiz), welches sie gleich gegessen hat (Reizantwort), als sie in der „Nordsee" Fischfilet für das Mittagessen gekauft hat. Da hier in keinem Fall über die Folgen dieser Handlungen bewusst nachgedacht wurde, ist es kein Wunder, dass das Eis, die Scheibe Wurst und das Fischbrötchen vergessen wurden. Macht es also Sinn, alles aufzuschreiben? Die Antwort ist immer noch „JA"

Anders als die Teilnehmerinnen sollten Sie aber nicht am Tagesende aufschreiben, was Sie gegessen haben. Schreiben Sie auf, bevor Sie etwas essen wollen. Wenn Sie es dann nicht essen, streichen Sie den Eintrag einfach wieder durch.

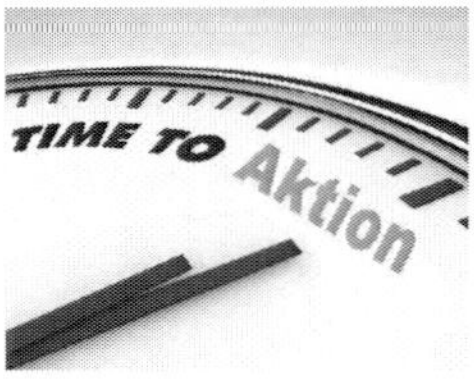

Dieser Ratschlag ist nicht durchführbar? Ich denke doch. Legen Sie einfach einen Zettel mit Bleistift neben Ihren Kühlschrank. Wenn Sie, z.B. vor der Eisdiele, keinen Zettel haben, schreiben Sie einfach auf einen gedachten Zettel in Ihrem Kopf und streichen Sie diesen Eintrag durch, wenn Sie kein Eis zu sich nehmen.

Die Bewegung

Wer schlank bleiben oder abnehmen möchte, kommt nicht darum herum, sein Bewegungskonto zu erhöhen. Wir leben nun einmal in einer Zeit, in welcher körperliche Tätigkeit kaum noch notwendig ist. Weder bei der Arbeit noch bei der Beschaffung unserer Nahrung müssen wir schwer körperlich arbeiten. Deshalb ist es notwendig, sich bewusst nach Möglichkeiten umzusehen, wie das man sein Bewegungskonto erhöhen kann

Die einfachste und natürlichste Möglichkeit sich zu bewegen ist gehen. Einfach nur gehen - das ist die beste Möglichkeit, um schlank zu werden und gesund zu bleiben. Gehen, also Spazieren gehen, forsches Laufen oder Walken bzw. Nordicwalking ist Gesundbrunnen, Energiespender und Stressbewältiger - wer läuft: Stärkt seine Herzmuskulatur, stabilisiert den Kreislauf, kräftigt die Knochenstruktur und regeneriert seine Nervenzellen.

Das Schlüsselwort heißt NEAT's (Non-exercise Activity Thermogenesis).

Fragen nach dem tieferen Sinn seiner sportlichen Tätigkeit beantwortete Emil Zatopek immer ganz einfach: »Vogel fliegt, Fisch schwimmt, Mensch läuft.«

Genetisch ist der Mensch seit Urzeiten auf eine tägliche Laufleistung von etwa 20 Kilometern programmiert. Dafür sind ist sein „System" ausgelegt. Legt er diese zurück, geht es ihm gut.

Der Durchschnittsdeutsche legt pro Tag gerade noch 1,7 Kilometer zu Fuß zurück. Selbst das Bisschen an noch verbleibender Bewegung ist gefährdet. So kalkulieren Wissenschaftler, dass uns Handy und Fernbedienung pro Tag 400 Schritte abnehmen, die wir noch vor wenigen Jahren zum Telefon und zum Fernseher zurücklegen mussten. In einem Jahr sind dies 6000 Kilokalorien, was einer Fettmenge von 0,8 Kilogramm entspricht, die wir nicht mehr ausgeben.

Höchste Zeit also, wieder auf die Füße zu kommen. Denn wer sich bewegt also läuft, braucht sich nicht mit Diäten zu quälen. Wer regelmäßig in Bewegung ist, kann sich ernährungstechnisch ruhig einige Extravaganzen erlauben und bleibt trotzdem fit.

Keine Bange: Es müssen nicht gleich 25 Kilometer sein, um den Organismus wieder ins Gleichgewicht zu bringen. 10.000 Schritte täglich halten Wissenschaftler für ideal, das sind je nach Schrittlänge sechs bis sieben Kilometer. Auch das klingt noch nach viel, ist es aber nicht, wenn man für kurze Besorgungen das Auto stehen lässt, Treppen geht statt den Aufzug benutzt und sich ganz allgemein bewusster bewegt. Auch andere körperliche Aktivitäten helfen dabei, das Gewicht zu kontrollieren.

Joggen oder Schwitzen im Fitnessstudio frisst nicht so viele Kalorien, wie geglaubt wird. Von dem Drittel unseres Gesamtenergieumsatzes, das für körperliche Aktivität bestimmt ist, »verbrauchen Intensiv-Sport-Stunden höchstens 20 Prozent«, stellt der Münchner Prof. Armin Heufelder klar. Die anderen 80 Prozent verbrennen nebenbei bei normalen Alltagsaktivitäten. Oder auch nicht, wenn wir eine sitzende Bürotätigkeit haben, mit dem Auto zur Arbeit fahren und abends schlaff im Fernsehsessel liege.

Die Bedeutung dieser sogenannten NEAT's (Non-exercise Activity Thermogenesis) für die Energiebilanz ist lange unterschätzt worden: So haben körperlich Arbeitende einen NEAT-Bedarf von 2300 kcal, Schreibtischarbeiter brauchen nur 700.

Einfach nur gehen - das ist die beste Möglichkeit, um schlank zu werden und gesund zu bleiben.

Das isometrische Muskeltraining

Das isometrische Training ist eine Form des Krafttrainings und dadurch gekennzeichnet, dass bei der Muskelanspannung die Muskellänge konstant bleibt. Weil sich nur die Spannung sowie der Druck im Muskel ändern und im Gegensatz zum isotonischen Muskeltraining dabei keine Bewegungen erfolgen, wird das isometrische Training auch als statisches Muskeltraining bezeichnet.

Beim isometrischen Krafttraining ist der Kraftzuwachs schneller als beim isotonischen Training, aber die Muskelkoordination wird nicht trainiert. Als Grundsätze des isometrischen Trainings gelten im Fitness und Gesundheitssport: Trainingsintensität: 50-100%, Trainingsdauer: 5-10 Sekunden, Wiederholungen: 10-20 mit Pausen von jeweils 30 Sekunden bis 2 Minuten.

Durch ein regelmäßiges isometrisches Training können Sie Ihre Muskelkraft erheblich steigern. (Quelle Wikipedia)

Die Vorteile:

1.Es ist zeitsparend, man braucht dafür keinen großen apparativen Aufbau und es können gezielt bestimmte Muskelgruppen trainiert werden.

2. Da die Muskeln auch nach dem Training noch Energie benötigen, und dadurch verbrauchen, verbessert es die Energiebilanz.

3. Durch den Aufbau der Muskulatur kommt es langfristig zu einer Steigerung des Grundumsatzes.

Einige Übungen:

Für die Bauchmuskulatur:

Eine der wichtigsten Übungen ist die Stärkung der Bauchmuskulatur. Diese Übung führt zu einem flachen Bauch, da die gestärkten Muskeln verhindern, dass die Därme nach außen drücken und so den Bauch vorwölben.

Verschränken Sie die Finger und legen Sie die Handflächen auf Ihren Bauch. Jetzt drücken Sie den Bauch nach außen gegen die verschränkten Handflächen. Gleichzeitig drücken Sie mit Ihren Handflächen gegen den Bauch. Halten Sie diese Übung ca. 10 Sekunden, denn machen Sie eine Pause von ca. 30 Sekunden bis eine Minute und wiederholen diese Übung zunächst 4 - 5 x. Bei Trainingsfortschritt bis zu 10 x.

Gesäß und Oberschenkel trainieren:

1. Übung

Gehen Sie in die Hocke wie ein Abfahrtsläufer beim Skifahren. Stützen Sie sich wenn möglich nicht ab. Übungsverlauf wie oben beschrieben.

2. Übung

Legen Sie sich vor einer Wand auf den Rücken und stemmen Sie die Beine gegen die Wand. Funktioniert nur gut auf Teppichböden, da Sie sonst garantiert wegrutschen.

Brust und Armmuskulatur:

Winkeln Sie Ihre Arme vor die Brust und legen Sie die Handflächen zusammen. Dann drücken Sie diese so stark Sie können gegeneinander. Variante: Strecken Sie dabei die Arme aus.

Das Wichtigste bei diesen Übungen ist, daran zu denken sie auszuführen. Verknüpfen Sie die Übungen deshalb mit wiederkehrenden Handlungen in Ihrem Tagesablauf.

Die 1. Oberschenkelübung zum Beispiel immer dann, wenn Sie sich hinter Ihren Schreibtisch setzen. Sie lässt sich gut ausführen, wenn Sie, bevor Sie sich setzen, Ihren Körper über dem Stuhlsitz einige Sekunden in der Schwebe halten.

Die Bauchübung zum Beispiel immer vor dem Essen.

Ihnen fallen bestimmt eigene Verknüpfungen ein.

Anwendungstipp für übergewichtige Kinder.

Im Prinzip sollten Sie diese Übung zusammen mit Ihrem Kind durchführen. Hier empfiehlt es sich, dies als eine Art Wettbewerb zu gestalten.
Bei der Armübung könnte Ihr Kind versuchen, gegen Ihren ausgestreckten Arm zu drücken. Bei der Bauchübung treten Sie hinter Ihr Kind und drücken gegen dessen Bauchmuskulatur, während es versucht den Bauch herauszustrecken. Für die Oberschenkel und Gesäßmuskulatur könnten Sie miteinander in die Hocke gehen. Wer hält diese Stellung am längsten durch? Motivieren Sie Ihr Kind dadurch, dass es Erfolgserlebnisse hat und Sie ab und zu besiegt.

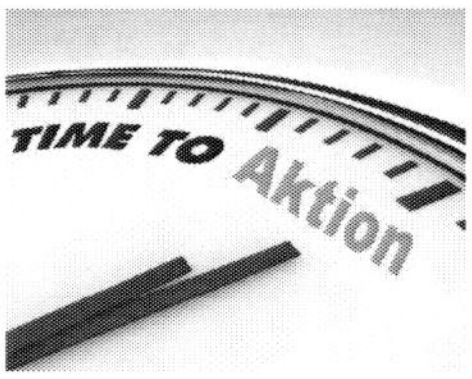

Wie groß ist Ihr täglicher Energiebedarf?

Müssen Sie sich jetzt doch mit Kalorientabellen befassen? Müssen Sie jetzt doch Kalorien zählen? Nein, denn im Einführungsteil habe ich Ihnen ja versprochen, dass Sie keine Kalorien zählen müssen. Allerdings ist es nützlich, ungefähr zu wissen, wie viele Kalorien Sie am Tag verbrauchen. Auch welche Nahrungsmittel sehr viele Kalorien enthalten und deshalb mit Vorsicht zu genießen sind.

Wie errechnet sich der tägliche Kalorienbedarf eines Menschen?

Grundsätzlich gibt es zwei Größen, die den täglichen Kalorien- oder Energiebedarf eines Menschen bestimmen. Den Grundumsatz und den Arbeitsumsatz oder Leistungsumsatz. Unter Grundumsatz versteht man die notwendige Energie, die der Körper benötigt, um seine allgemeinen Körperfunktionen aufrechtzuerhalten. Dazu gehört die Muskeltätigkeit der Atmung und z.B. auch des Herzens. Als Warmblüter benötigen wir auch Energie zum Erhalt unsere Körpertemperatur, die den größten Anteil ausmacht.

Als Leistungsumsatz bezeichnen wir den Energiebedarf, der für die tägliche Arbeit zusätzlich bereitgestellt werden muss. Grundumsatz und Leistungsumsatz sind abhängig von der Körpermasse. Daraus ergeben sich gewisse Anhaltspunkte, mit denen Sie Ihren eigenen Energiebedarf errechnen können. Für den Grundumsatz werden pro Kilogramm Körpergewicht 24 Kcal in 24 Std. benötigt. Wiegt man z.B. 91 Kg. Dann sieht die Rechnung so aus: 91 kg x 24 = 2184 Kcal am Tag, um alle Körperfunktionen aufrechtzuerhalten. Für die Berechnung Ihres Grundumsatzes tragen Sie einfach Ihr Gewicht ein.

Sie haben einen Beruf, bei dem Sie weitgehend einer sitzenden Tätigkeit nachgehen? Ihren Leistungszuwachs berechnen Sie dann nach der Vorgabe für leichtere Tätigkeiten. Also 1/3 des Grundumsatzes wird hinzugezählt. Dies ergibt einen täglichen Kalorienbedarf von: 1/3 von 2184 = 728 + 2184 = ca. **2912 kcal.** Einfach? Das Glauben aber auch nur Sie! Jetzt beginnt der Streit zwischen den Ernährungswissenschaftlern. Eine andere Rechnung geht davon aus, dass ruhendes Fettgewebe kaum Energie verbraucht. Dies würde bedeuten, dass der Grundumsatz vom eigentlichen Normalgewicht aus berechnet werden muss. Ist die Beispielperson 1,61 m groß, wäre Ihr Normalgewicht nach Broca ca. 61 Kg. (Formel: Größe in cm minus 100 = Normalgewicht). Also rechnen wir noch einmal. 61 x 24 = 1464 Kcal Grundumsatz zuzüglich 1/3 des Grundumsatzes bei leichter Tätigkeit ergibt 1464 + 487 = Tagesbedarf von 1941 Kcal. Also schon fast 1000 Kcal weniger als bei der ersten Berechnung. Machen wir die Sache noch verworrener. Ruhendes Fettgewebe benötigt kaum Energie. Richtig. Aber wie sieht es bei diesem Beispiel aus? Wie viel zusätzliche Energie benötigt man, um 30 Kilogramm Fettgewebe durch die Gegend zu schleppen? Das ist doch Schwerstarbeit, oder? Rechnen wir noch mal. Bei Schwerstarbeit darf man 3/3 des Grundumsatzes zum Grundumsatz zurechnen. Damit würde der tägl. Kalorienbedarf fast so viel wie bei der ersten Rechnung betragen, nämlich 2880 Kcal.

Fazit:

Wenn wir die drei Zahlen miteinander in eine Beziehung bringen, bedeutet das für die tägliche Kalorienaufnahme in diesem Beispiel logischerweise Folgendes. Wenn die Beispielperson 2912 Kcal oder 2880 Kcal pro Tag zu sich nimmt, wird sie nicht abnehmen. Wenn sie aber nur den errechneten Wert aus ihrem Normalgewicht (1920 Kcal.) zu sich nimmt, muss sie zwangsläufig abnehmen. Warum? Nun, die Energie, die sie braucht, um ihr Übergewicht zu bewegen, nimmt sie ja nicht zu sich. Noch etwas zum Nachdenken. Die ursprüngliche Empfehlung bei beabsichtigter Gewichtsreduktion war, bevor Ernährungswissenschaftler ein Problem aus der Errechnung des Kalorienbedarfs machten, ca. 1000 kcal vom errechneten Gesamtbedarf (errechnet aus dem tatsächlichen Gewicht) abzuziehen.

Das bedeutet, dass Sie entweder täglich 1000 Kcal weniger zu sich nehmen, oder 1000 Kcal durch Bewegung verbrauchen sollten, um Ihr Gewicht zu reduzieren. Hört sich viel an, ist es aber nicht.

Ein Käsebrötchen hat ca. 380 Kcal., eine Banane ca. 250 Kcal., ein Stück Kuchen zum Kaffee zwischen 300 und 450 Kcal. Eine andere Möglichkeit besteht ja darin, sich mehr zu bewegen. Demnach also 500 Kcal weniger zuführen und 500 Kcal mehr zu verbrauchen.

Beispiele aus dem täglichen Leben.

Ich hoffe, ich konnte Sie davon überzeugen, dass nicht ein bis zweimal Sport pro Woche zum Ausgleich Ihrer Energiebilanz beiträgt. Überzeugen davon, dass es im alltäglichen Leben auch noch andere Möglichkeiten gibt. Sie fahren möglichst wenig mit dem Aufzug oder Auto. Sie parken ihr Auto immer möglichst weit von Ihrem Ziel entfernt.

Jetzt noch einige Vorschläge, auch wenn Sie darüber lächeln. Den einen oder anderen Vorschlag sollten Sie sich zur Gewohnheit machen. Denken Sie immer daran, dass es Ihrem Stoffwechsel gleichgültig ist, ob er 500 Kcal innerhalb einer Stunde oder diese Menge im Laufe des Tages in kleinen Portionen verbrennt.

Bei diesen Vorschlägen habe ich die einzelnen Übungen bewusst an alltägliche Handlungen verknüpft. Es ist nun einmal so, eine Empfehlung wie machen Sie am Tag 10 Kniebeugen, werden Sie wahrscheinlich einfach vergessen. Durch die Koppelung werden Sie immer daran erinnert.

1. Vorschlag

Immer wenn Sie auf die Toilette gehen, bleiben Sie noch einen Augenblick sitzen und spannen Ihre Gesäßmuskeln an. Halten Sie die Spannung und zählen Sie in Gedanken dabei langsam bis fünf. Dann entspannen Sie kurz. Diesen Vorgang wiederholen Sie mindestens fünfmal. Selbstverständlich können Sie auch öfter wiederholen.

Der Sinn dieses Vorschlages und der folgenden Vorschläge besteht darin, über die Anspannung der Gesäß- und auch bestimmter Bauchmuskelgruppen Energie zu verbrauchen. Ein weiterer Vorteil besteht darin, dass die Muskeln auch gekräftigt werden. Weiterhin wird die Durchblutung in diesen Körperregionen gesteigert. Dies führt dazu, dass dort befindliches Fettgewebe stärker durchblutet wird. Somit kann an diesen Stellen verstärkt Fett abgebaut werden. Natürlich nur, wenn die gesamte Energiebilanz dies auch zulässt.

2. Vorschlag

Immer wenn Sie in Zukunft telefonieren spannen Sie, nach dem Telefonat, Ihre Brustmuskulatur an. Auch diese Übung wiederholen Sie mindestens fünfmal.

Also anspannen, Spannung ca. 10 Sek. halten. Dann kurz entspannen und die Anspannung wiederholen.

3. Vorschlag

Immer bevor Sie einen Kochtopf auf den Herd stellen, halten Sie diesen, solange Sie können, waagrecht am ausgestreckten Arm.

4. Vorschlag

Jeden Morgen, vor dem Duschen, machen Sie mindestens 10 Kniebeugen. Zusätzlich könnten Sie ja auch 10 Kniebeugen schon beim Aufstehen gemacht haben.

5. Vorschlag

Jedes Mal, wenn Sie sich in Zukunft hinter Ihren Schreibtisch setzen, oder an den Küchentisch, oder aufs Sofa, oder auf einen Stuhl, also immer, wenn Sie sich hinsetzen, machen Sie folgende Übung. Zunächst ziehen Sie ihren Bauch so weit wie möglich ein und zählen dabei bis zehn, bevor Sie entspannen. Jetzt verschränken Sie Ihre Finger und halten die verschränkten Handflächen an Ihren Bauch in Höhe Ihres Nabels. Pressen Sie jetzt die Hände in Ihren Bauch. Gleichzeitig versuchen Sie dies aber dadurch zu verhindern, indem Sie mit Ihren Bauchmuskeln so stark wie möglich gegen die Hände pressen. Diese Übung bitte auch ca. 10 Sek. halten, bevor Sie wieder entspannen. Der Vorteil bei den isometrischen Muskelübungen ist, dass der stimulierende Effekt noch bis 30 Minuten nach der Übung anhält. Wenn Ihnen der eine oder andere Vorschlag gefällt, führen Sie ihn aus. Natürlich kann es sein, dass kein Vorschlag Ihr Gefallen findet. Macht nichts. Sie haben das System verstanden.

1. Auch viele kleine Bewegungsübungen führen in der Gesamtsumme zum Erfolg.
2. Koppelung kleiner Übungen an alltägliche Routin handlungen sind die Garantie dafür, daran zu denken.

Sicher finden Sie weitere Möglichkeiten aus Ihrem Alltag.

Übrigens: Erinnern Sie sich noch an die Seite über das Unterbewusstsein? Neue Gewohnheiten verankern sich nach ca. 28-maliger Wiederholung und werden zur Gewohnheit. Auch die oben genannten Ratschläge sollten zur Gewohnheit werden.

Schreiben Sie hier die Übungen auf, die Sie durchführen wollen

Denken Sie kurz darüber nach. Immer wenn ich ...., dann werde ich ....machen.

Die Lebensumstände

„Adipositas ist nicht die Schuld des Einzelnen allein", erklärte Prof. Michael Stumvoll, der wissenschaftliche Leiter des IFB auf einer Veranstaltung am 14. Mai 2012 mit dem Thema: „Gene, Hormone, Psyche – wie stark ist Übergewicht vorbestimmt?" des integrierten Forschungs- und Behandlungszentrums (IFB) Adipositas-Erkrankungen in Leipzig.

Nach Prof. Stummvoll erklären auch die Lebensumstände und die Evolution des Homo sapiens die Zunahme von Adipositas. Aufgrund seiner gestiegenen Intelligenz hat er die Beschaffung von Nahrung so stark vereinfacht, dass er dafür kaum noch Kalorien verbrennt. An die Stelle von Sammeln, Jagen oder Anbau traten die Supermärkte und Schnell-Imbisse. „Erschwerend kommt noch hinzu, dass die genetische Ausstattung des Menschen die Energiespeicherung begünstigt. Das hat sich im Vergleich zu den Umweltbedingungen nicht verändert", so Prof. Antje Körner vom Universitätsklinikum für Kinder- und Jugendmedizin.

Und schließlich hat neben Genen, Hormonen und Gehirn auch die Psyche Einfluss auf das menschliche Essverhalten. „Die Psyche isst mit", sagt Prof. Anette Kersting, Direktorin der psychosomatischen Medizin und Psychotherapie am Universitätsklinikum Leipzig. Gefühle sind beim Essen häufig mit von der Partie - das zeigen Ausdrücke wie „Kummerspeck" oder „Frustessen".

Psychische Erkrankungen wie Depressionen, Ängste oder posttraumatische Belastungen können zu Übergewicht führen, wenn die Betroffenen sich zurückziehen, sich wenig bewegen und Essen ein Mittel wird, um Stimmungen zu beeinflussen.

„Arzt und Patient allein sind oft machtlos. Wir müssen anfangen gesellschaftliche Rahmenbedingungen zu verändern. Das heißt, wir müssen gegen die aktuellen dick-machenden Gegebenheiten denken und handeln", so Stummvoll. Gegen die verführerische Werbung etwa, um nicht in die Kalorienfalle zu tappen. Faßhauer betont außerdem, dass der Weg, Kilos zu verlieren, immer mit dem Betroffenen individuell gefunden werden muss. Rigide Diäten und Sportprogramme bringen nichts, da man sie nicht langfristig durchhält.

Die Kernbotschaft war also: Adipositas kann ein Stück weit vorbestimmt sein durch psychische, genetische oder hormonelle Störungen. Ausgeliefert ist man diesem Umstand aber nicht. Mit Verhaltensänderungen lässt sich den aktuellen Rahmen-

bedingungen, die Übergewicht und Fettleibigkeit begünstigen, gegensteuern. „Wir müssen weg von der Illusion, dass es eine Zauberpille gegen Adipositas geben wird", so Prof. Michael Stumvoll. Verschiedene und individualisierte Therapien werden zukünftig Antwort geben müssen auf die vielfältigen Ursachen der Adipositas.
Quelle:http://www.ifb-adipositas.de/presse/120514/ifb-dialog-es-wird-keine-zauberpille-gegen-adipositas-geben
Die Kurz-URL: http://wck.me/uO

Die Lebensumstände - Ursache für Übergewicht

Befassen wir uns mit den versteckten Ursachen. Prüfen Sie, ob der eine oder andere Grund für Sie in Frage kommt. Verstehen Sie diese Seite auch als Anregung, eigene versteckte Gründe für Ihr Übergewicht aufzudecken. In einem medizinischen Fachbuch zum Thema Adipositas wird eine Reihe von Ursachen benannt. Am Ende des Kapitels heißt es jedoch, dass man nicht jeweils nur einen Grund verantwortlich machen kann.

Mit anderen Worten, einen erkannten Grund zu beseitigen heißt, nicht das Gesamtproblem zu lösen. Das bedeutet, auch wenn für Sie die eine oder andere nachfolgend beschriebene Ursache zutrifft und Sie diese beseitigen, dies wahrscheinlich nicht ausreichen würde Ihr Normalgewicht zu erreichen. Eine häufige Ursache sind veränderte Lebensumstände. Diese können zu veränderten Essgewohnheiten führen oder zu weniger Bewegung.

Berufliche Veränderungen

Sie haben einen Beruf ausgeübt, der viel körperliche Aktivität verlangte. Dementsprechend hoch war Ihr Leistungszuwachs. Ihre Ernährung hat diesen Leistungszuwachs ausreichend abgedeckt. Auf Grund eines Stellenwechsels oder eines anderen Aufgabengebiets üben Sie jetzt eine körperlich weniger anstrengende Tätigkeit aus. Im Prinzip hätten Sie auch Ihre Ernährung dieser veränderten Situation anpassen müssen. Die leidigen Gewohnheiten haben es aber verhindert. Sie essen immer noch so wie vorher. Damit ist Ihre Energiebilanz nicht mehr ausgeglichen. Natürlich können Sie genauso viel essen wie vorher, dann müssten Sie aber wieder die körperliche Betätigung steigern, also sich mehr bewegen. Besonders stark verschiebt sich die Energiebilanz, wenn man seinen Beruf aufgeben musste, entweder, weil man die Altersgrenze erreicht hat oder wegen Arbeitslosigkeit.

Schwangerschaft

Nachfolgende Ausführungen sollen keine falls die Energieleistung einer Hausfrau schmälern. Oft hört man von Frauen, dass sie bis zum ersten Kind schlank gewesen seien. Nach der Geburt des Kindes wäre aber, der während der Schwangerschaft natürliche Gewichtsanstieg, hier schwanken die Angaben je nach Quelle zwischen 9 – 14 Kilogramm, nicht mehr zurückgegangen. Ja, man habe noch zugenommen. Den Grund in einer, durch die Schwangerschaft, veränderten hormonelle Stoffwechselentgleisung zu suchen, ist grundsätzlich falsch. Welche Ursachen könnten also verantwortlich sein?
Die, während der Schwangerschaft notwendig gewordenen Ernährungsgewohnheiten werden beibehalten? Verminderte körperliche Betätigung (Berufspause, Ruhebedürfnis) nach der Geburt? Süßigkeiten als Nervennahrung?
Übrig gelassen Kindernahrung wird selbst und zusätzlich gegessen? 100 g Kindergrießbrei enthalten ca. 355 Kcal.
Der Ernährungsrhythmus des Kindes verleitet Sie jedes Mal auch dazu, etwas mitzuessen? Sie sehen, es gibt eine Anzahl von Ursachen, die einzeln oder in Kombination durchaus für Ihr Übergewicht nach der Schwangerschaft verantwortlich sein könnten.
Falls Sie die eine oder andere Ursache für sich erkennen, bleibt nur eine Gegenstrategie. Beseitigen Sie die Ursachen.

Sie rauchen nicht mehr?

Endlich Nichtraucher aber jetzt dick?
Gratuliere. Leider haben Sie danach zugenommen?
Untersuchungen zeigen, dass ein Raucher, der ca. 20 Zigaretten/Tag raucht, rund 200 Kalorien mehr Energie benötigt. Nikotin hemmt zusätzlich den Appetit und verringert das Hungergefühl. Dies führt dazu, dass selbst bei unveränderter Ernährung eine Gewichtszunahme von ca. 2-3 Kilogramm normal ist. Rauchen, oder jede andere Sucht, wird oft dazu benutzt, eine innere Leere auszufüllen. So kann Essen auch viele Bedürfnisse befriedigen, die bisher durch Rauchen erfüllt wurden, wie Anregung, Entspannung, Trost, Pause, Belohnung und Kontakt. Dies kann tatsächlich zu Heißhungerattacken führen, die haben dann aber nichts mit wirklichem Energiehunger zu tun.

Eine weitere Ursache liegt in der Gewohnheit vieler Raucher, schneller und weniger zu essen, um noch eine Zigarette rauchen zu können, bevor die

Mittagspause beendet ist. Das Sättigungsgefühl während einer Mahlzeit tritt erst ca. zwanzig Minuten nach dem ersten Bissen ein. Da Sie, wie gewohnt, schnell essen, anschließend aber Zeit haben, kann dies dazu führen, dass Sie sich zum Beispiel noch einmal eine weitere Portion einverleiben oder den sonst verschmähten Nachtisch essen.

Wirtschaftliche Verhältnisse

Ich gratuliere Ihnen. Ihre wirtschaftlichen Verhältnisse haben sich deutlich gebessert. Sie können sich einen Zweitwagen leisten. Sie fahren nicht mehr mit dem Bus oder Fahrrad zur Arbeit. Sie laufen nicht mehr zum nächsten Geschäft, auch wenn es möglich wäre. Wenn Ihre Frau früher das Auto brauchte, mussten Sie mit dem Bus, die Haltestelle liegt 1,5 km entfernt, fahren.

Sie konnten sich eine bessere Wohnung leisten. Das Haus hat einen Aufzug. Im alten Wohnblock mussten sie immer die Treppen zur vierten Etage steigen.

Sie brauchen nicht mehr jeden Cent umdrehen. Ihr Einkaufswagen und Kühlschrank ist deutlich voller. Sie können sich „bessere" Nahrungsmittel leisten. Auch öfter einmal das eine oder andere Genussmittel.

Sie haben den Partner fürs Leben gefunden

Leider haben Sie seine Essgewohnheiten übernommen. Er hat aber einen körperlich anstrengenden Beruf und dadurch deutlich höheren Energiebedarf als Sie.

Ihr Partner hat Sie verlassen

Frust und Langeweile bestimmen Ihr Leben. Kein Wunder also, dass Sie abends vor dem Fernseher die unterschiedlichsten Genussmittel verzehren.

Ihre Kinder sind selbstständig geworden

Sie wohnen nicht mehr bei Ihnen. Aus lauter Gewohnheit kochen Sie aber immer noch für die Abwesenden mit. Da Sie gelernt haben nichts übrig zu lassen, essen Sie es einfach auf. Es ist schließlich eine Sünde, Essen wegzuwerfen. „Im Krieg wären wir froh gewesen, wenn wir etwas zu essen gehabt hätten", hören Sie immer noch Ihre Mutter sagen. Beliebt ist auch der Satz: „Die armen hungernden Menschen in Afrika würden sich freuen, wenn sie etwas zu essen hätten." Allerdings werden diese davon satt, wenn Sie sich überernähren.

Sie sehen, es gibt viele Gründe dafür, dass sich Ihre Energiebilanz negativ verändert hat. Auch hier gilt, es sind nicht die großen Veränderungen. Konstant jeden Tag nur wenige Kalorien über Ihren Energiebedarf zugeführt, führt auf Dauer zum Übergewicht. Umgekehrt führt die konstante Zufuhr von einigen Kalorien unter Ihrem Energiebedarf zur Normalisierung Ihres Gewichts. Schön, dass zu wissen.

Raum für Ihre Notizen:

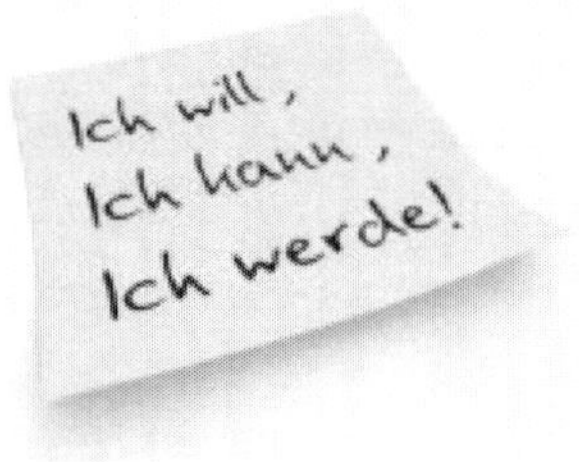

Rund wie ein Ball - weil pflegeleicht für andere!

Wieder einmal eine kleine Geschichte von mir. Es lohnt sich, darüber nachzudenken.

Otto - der Ball

Ich bin Otto der Ball. Als eine Kugel, die ich ja auch bin, besitze ich die optimale geometrische Form. Wenn man so will, bin ich eine dreidimensionale Weiterentwicklung eines Kreises.Schon während meiner Geburt wurde mir bestätigt, dass ich pflegeleicht wäre, da ich dabei die wenigsten Schmerzen verursacht hatte. Meine Geschwister, das Rechteck, das Quadrat und der Stern machten es meiner Mutter nicht so leicht. Auch während meiner Kindheit war ich immer pflegeleicht. Ein kleiner Anstoß genügte, und ich rollte in die vorgegebene Richtung. War ja auch nicht schwer mich zu bewegen, da meine Bodenhaftung ja nur aus einer kleinen punktförmigen Fläche besteht und nur einen geringen Widerstand verursacht.

Wie schon gesagt, ich besitze die ideale Form. Dann, irgendwann rollte ich bereits von selbst in die gewünschte Richtung. Intuitiv spürte ich, was von mir erwartet wurde. Was mir jedoch nie leicht fiel, war, zu meinem eigenen Ziel zu rollen. Wobei ich nicht so recht wusste, wie ich meine Ziele definieren sollte. Kurz, mir viel es immer schwer, meinen eigenen Weg zu rollen.

Im Laufe der Zeit verlor ich immer mehr Luft und lag eines Tages als harte Ellipse verformt im Tal meines Lebens. So wurde ich zu einem Football. Welch ein Glück, denn mir wurde bewusst, dass ich jetzt endlich die ideale Form für mich gefunden hatte. Wenn ich will, kann ich mich über meine Taille leicht bewegen, dann aber meist in die Richtung, die ich mir selbst aussuche.

Wenn ich aber nicht will, dann kann man sich auch die Zähne an mir ausbeißen, denn über meine Längsachse lasse ich mich, wenn überhaupt, nur schwer rollen.

Und so rolle ich jetzt aus meinem Tal heraus.

Suchen Sie sich Vorbilder

Es ist völlig in Ordnung, sich an Mitmenschen zu messen. Vorbilder aus unserer Verwandtschaft dienten unseren Eltern als Erziehungshilfe. Wenn wir dieses oder jenes tun, brav lernen und immer folgsam sind, werden wir so erfolgreich wie Onkel Otto. Wenn wir dieses oder jenes nicht lassen und nicht hören wollen, wird es uns genauso schlecht ergehen wie Tante "Duweißtschonwie". Ihren richtigen Namen sprach niemand in der Familie mehr aus.
Später haben wir uns dann eigene Vorbilder gesucht. Selbst Pflanzen sollen Vorbilder haben. So berichtete mir ein alter Förster, dass auf Flächen, die abgeholzt werden, einige der schönsten und höchsten Bäume stehen bleiben durften. Diese Bäume sollten den neu gesetzten Bäumchen als Vorbild dienen. Frei nach dem Motto: "Seht Ihr, so schön und groß sollt Ihr auch einmal werden!" Diese kleine Geschichte des Försters fiel mir ein, als ich zufällig Zeuge eines Gesprächs zwischen zwei recht übergewichtigen Damen wurde.
„Schau mal Erika, so dick wie die da sind wir doch noch lange nicht", wobei sie mit ihrem Löffel auf eine am Tisch vorbeigehende sehr korpulente Frau deutete. Unter dem bestätigenden Nicken ihrer Begleiterin versenkte sie dann den als Zeigestock missbrauchten Löffel in ihrem Eisbecher und anschließend in ihrem Mund.

Sie können selbstverständlich über dieses Verhalten lächeln. Aber haben Sie sich nicht auch schon bei solchen Vergleichen ertappt? Sie werden nichts erreichen, wenn Sie sich an Personen messen, die übergewichtiger sind als Sie. Das Gegenteil ist der Fall, denn Sie werden langsam aber sicher weiter zunehmen. Schließlich finden sich immer wieder Menschen, die dann wieder dicker sind als Sie.

Suchen Sie sich positive Vorbilder!

Orientieren Sie sich bei der Auswahl Ihrer Vorbilder an Personen, die in etwa ihrer Größe und Konstitution entsprechen. Es ist völlig sinnlos, einem Bild hinterher zu jagen, das man nie erreichen kann. Wenn Sie einen kräftigen Knochenbau haben, werden Sie niemals die Figur eines abgemagerten Models erreichen. Sehen Sie sich in Ihrem Bekanntenkreis um. Sicher finden Sie dort Personen, die einige Kilo leichter sind als Sie. Auch wenn Sie 20 oder mehr Kilo abnehmen

wollen, sollten Sie nicht zu große Abstände zu Ihren Vorbildern haben. Dies gilt für das Gewicht und auch für das Alter.
Hier eine kleine Geschichte zum Thema Vorbilder:

Die Schnur

Es war einmal eine Schnur. Schlank, bunt und von einer gewissen Länge. Sie war alles, was man von einer Schnur erwarten konnte.
Sie eignete sich zum Schuhezubinden, konnte ein Paket verschnüren und erfüllte alle Anforderungen, die man eine Schnur stellen konnte.

Manchmal schlang sie Knoten um sich selbst, die sie aber immer aus eigener Kraft löste. Anders verhielt es sich mit Knoten, die von ihrer Umwelt in sie geschlungen wurden. Diese Knoten waren schwerer zu lösen. Je mehr sie versuchte, diese Knoten abzustreifen, umso stärker nahmen sie Besitz von ihr.

Ein besonders fester Knoten war der Vorbildknoten.
Nehme dir ein Beispiel an ...., Du bist nur eine Schnur, werde wie ...., dann bist du etwas wert. So verlor sie nach und nach ihre Identität. Sie konnte keine Schuhe mehr binden und auch die anderen Aufgaben, welche sie so wertvoll gemacht hatten, verloren ihren Wert für sie.

Auf der Suche nach einer Möglichkeit, diesen Knoten aufzulösen, begegnete Sie einem Maßband. Das ist ein wertvolles Mitglied der Gesellschaft, dachte sie. Es zeigt den anderen, wo es lang geht und wie groß sie sind. Ich möchte werden wie dieses Maßband.
Also sprach sie das Maßband an: „Ich möchte werden wie du, was muss ich tun!"
„Nun, zunächst musst du wissen, wie groß du bist. Ich kann es dir sagen."
Also verglichen sie sich miteinander. „Du bist nur 150 cm lang, da musst du dich aber noch anstrengen, um meine Größe von zwei Metern zu erreichen."

Diese Überheblichkeit des Maßbandes führte dazu, dass die Schnur erkannte, dass niemals die Größe der anderen zählt, sondern nur die eigene Größe.
"Ich bin eine Schnur, bin 150 cm lang, kann Schuhe binden, Pakete schnüren und damit etwas, was das Maßband nie können wird. Ich bin eben anders, und das ist gut so."

Stecken Sie Ihre jeweiligen Etappenziele nicht zu weit

Sie sollten Ihre Traumfigur nicht gleich im ersten Anlauf erreichen wollen. Ihren Weg zum Idealgewicht will ich einmal mit dem Hobby eines Bastlers vergleichen, der Modellflugzeuge baut.
Zunächst wird er sich nicht an sein Traummodell wagen. Er wird seine Erfahrung erst an leichter zu bauenden Konstruktionen sammeln. Auch Sie sollten nicht gleich Ihre Traumfigur im ersten Anlauf erreichen wollen.

Wenn Sie ein Etappenziel auf dem Weg zu Ihrem Ziel erreicht haben, ruhen Sie sich zunächst etwas aus. Das heißt, Sie werden zunächst einmal das erreichte Gewicht stabilisieren. Auf dem weiteren Weg zu Ihrem Idealgewicht werden Sie aus dem Katalog der Tipps, Hilfen und Anregungen nur diese auswählen, die von Ihnen mühelos realisiert werden können.

Anmerkung:
Der Begriff Traumfigur ist falsch. Ein Traum hat nichts mit der Wirklichkeit zu tun. Löschen Sie den Begriff "Traumfigur" aus Ihrem Gedächtnis. Ersetzen Sie ihn durch den Begriff "Meine persönliche Idealfigur"
Jeder Körper ein spezifisches Baumuster. Ihr Körper kennt dieses Muster genau. Über den Begriff "Meine persönliche Idealfigur", werden Sie genau diese Figur unbewusst und zwanglos erreichen.

Das Lebensgefühl

Ein Lebensgefühl kann negativ oder positiv sein. Natürlich kommt es auf die jeweiligen Umstände an, welche Qualität das persönliche Lebensgefühl hat. Meist sind es viele kleine Gegebenheiten, die für unser Lebensgefühl verantwortlich sind.

„Das Glück ist ein Mosaikbild, das aus lauter unscheinbaren kleinen Freuden zusammengesetzt ist." Daniel Spitzer

Sammeln Sie deshalb viele Mosaiksteine.

Mosaiksteine könnten sein:

- Ein Abendspaziergang.
- Ein Lob vom Partner.
- Ein genussvolles Essen im Restaurant.
- Ein schöner Kinofilm.
- Ein Buch lesen bei Ihrer Lieblingsmusik
- Ein Erfolgserlebnis, auch wenn es noch so klein ist.
- Ein gutes Gespräch mit Freunden.
- Ein Erfolgserlebnis auf Ihrer Waage.
- Ein Tag ohne Ärger.
- Ein Fuchs, der Ihren Weg kreuzt.
- Ein besonders schöner Baum.
- Der Gesang der Vögel.
- Ein Blumenstrauß, den ich mir selbst schenke.
- Der Keimling, der aus Ihrem gesäten Samenkorn sprießt.
- Eine gute Nachricht von einem/er Freund/in.
- Blühende Sträucher im Frühling.
- Eine blühende Wiese.
- Der Raureif an Bäumen und Sträuchern.
- Eine verschneite Landschaft und Bäume.
- Sonnenschein
- Regen
- Gesundheit

„Die ganze Vielfalt, der ganze Reiz, die ganze Schönheit des Lebens besteht aus Schatten und Licht."

Leo N. Tolstoi

Sind Sie Ihr bester Freund?

Ein gutes Lebensgefühl hängt unmittelbar damit zusammen, wie Sie sich selbst behandeln. Mit mehr oder weniger Menschen pflegen Sie sicher eine freundschaftliche Beziehung und freuen sich, wenn Sie sich treffen. Das macht Ihr Leben doch lebenswerter und unterstützt ein gutes Lebensgefühl.
Mit sich selbst sind Sie tagtäglich zusammen, da stellt sich doch die Frage, wie freundschaftlich gehen Sie mit sich selbst um? Sind Sie gerne mit sich zusammen?
An einen Menschen, dem Sie freundschaftlich verbunden sind, stellen Sie sicher nicht so hohe Erwartungen, wie an sich selbst.
Nachfolgende Aufzählung beschreibt, wie Sie wahrscheinlich mit ihm umgehen.

- Ich entschuldige, wenn er Fehler gemacht hat.
- Ich nichts, womit ich ihm schaden könnte.
- Ich weiß, was er will und was ihm wichtig ist.
- Ich kann gut damit leben, dass er Schwächen und Unzulänglichkeiten hat.
- Ich ihn trotzdem liebenswert.
- Ich schätze ihn als guten und liebenswerten Menschen.
- Ich denke, er ist so, wie er ist o.k., auch wenn ich mich mal über ihn ärgere.
- Ich verteidige anderen gegenüber seine Rechte.
- Wenn ich über ihn rede (nachdenke), rede (denke) ich nicht schlecht über ihn.
- Ich erwarte nicht zu viel von ihm und überfordere ihn auch nicht.

Denkpause

Stellen Sie sich jetzt einfach die Frage, ob Sie sich selbst auch so behandeln. Behandele ich mich selbst eher wie einen guten Freund oder bin ich nicht so freundlich mit mir selbst?

Genussverhalten

Genuss ist eine Bezeichnung für eine positive Sinnesempfindung. Sie führt zu körperlichem und/oder geistigem Wohlbehagen.
Genuss spricht immer ein oder mehrere Sinnesorgane an. Am häufigsten wird der Begriff im Zusammenhang mit Essen und Trinken verwendet. Dies ist nicht verwunderlich, da das Essen und Trinken zu den täglich wiederkehrenden Handlungen gehört. Auch ist das Genusserlebnis schnell und unproblematisch erreichbar, da Schokoladen und Co für den schnellen Zugriff bevorratet werden können.
Was als Genuss empfunden wird, ist subjektiv und damit individuell unterschiedlich. Voraussetzung ist die Genussfähigkeit.

Genuss ist Lebensfreude im Gleichgewicht.

Der deutsch-österreichische Philosoph Emanuel Wertheimer (1846 – 1916) formulierte es so: „Der Mäßige, das ist eigentlich der wahre Feinschmecker und Genussmensch." Dahinter steht die Erkenntnis: Alles, was zur Routine wird, verliert seinen Wert. Alles, was nicht immer und unbegrenzt genossen wird, ist um so genussreicher.

Geben Sie dem Genuss seine wahre und positive Bedeutung zurück, denn der Genuss braucht Genießer. Werden Sie also wieder zu einem Menschen, der genießen kann. Hektik und Stress sind allerdings keine guten Voraussetzungen für Genuss. Wer glaubt in einer angespannten oder unzufriedenen Situation durch den schnellen Verzehr von Genussmitteln, einen Ausgleich zu schaffen irrt und wird nur dick. Gegen die Tücken des Alltags lassen sich zum Glück auch bessere Strategien finden: Ein Moment der Ruhe, ein gutes Glas Wein mit Freunden, ein Spaziergang in der Natur – das sind Quellen des Genusses, die sich nicht auf die Figur auswirken.
Genuss kann man lernen, wenn man sich selbst und seine Bedürfnisse ernst nimmt und weiß, was zufrieden macht.

Genuss durch Vielfältigkeit hilft beim Abnehmen.

Jeden Abend eine Tafel Schokolade zu essen, ist kein Genuss, sondern Gewohnheit. Jeden Abend zwei Flaschen Bier zu trinken, hat nichts mit Genuss zu tun, sondern ist eine Gewohnheit. Jeden Sonntag Schweinebraten oder Rouladen oder eben das, was Sie jeden Sonntag essen, ist kein Genuss, sondern Gewohnheit.

Das Problem besteht darin, dass man sich mit derartigen „Genüssen“, ursprünglich etwas Gutes tun wollte. Da diese Voraussetzung bei gewohnheitsmäßigem Verzehr nicht mehr gegeben ist, wird versucht, den Genuss über die Menge zu erlangen. Dies widerspricht aber der wesentlichsten Bedingung für ein optimales Genusserlebnis, denn im richtigen Maß liegt die Kunst des Genießens. Sehr hilfreich sind diese Maßnahmen:

1. Abwechslung in der Form und dem Produkt des Genussobjekts. Also nicht immer Chips oder Schokolade.
2. Abwechslung bei den Gerichten. Oftmals kochen übergewichtige Menschen aus Gewohnheit immer zu große Mengen, besonders dann, wenn immer die gleichen Gerichte gekocht werden. Wenn Sie aber anhand eines Kochbuches oder Ihrer Rezeptsammlung Abwechslung in Ihren Speiseplan bringen, kochen Sie nur die Mengen, die für ein Menü mit entsprechender Personenzahl nötig sind. So begrenzen Sie die gekochte Menge automatisch. Es entfällt die „Versuchung“, anfallende Reste auch noch aufzuessen. Dadurch lassen sich locker 100 - 200 Kalorien einsparen, ohne dass sich ein Gefühl des Verzichts bemerkbar macht.

Grundsätzliches zum Genuss

Die meisten von uns leben in einem hektischen Alltag. Man glaubt keine Zeit für Genuss, übrig zu haben. Aber stimmt das? Ein Frühstücksbrötchen in Ruhe und am Tisch zu essen und zu genießen, dauert kaum länger, als es im Stehen hinunterzuschlingen. Es ist eine Frage der Gewohnheit und nicht der Zeit. Genuss bedeutet, etwas bewusst wahrzunehmen und Wohlbefinden muss sich entwickeln können. Lernen Sie, Ihre Sinne zu trainieren, wie man es mit Muskeln macht. Nutzen Sie alle Ihre Sinne. Riechen, Tasten, Sehen, Schmecken und Hören. Man muss lernen, was einen befriedigt und zufrieden stellt. Je öfter wir uns genüsslichen Momenten hingeben, desto mehr verstehen wir es zu genießen, Kraft zu schöpfen und Energie zu tanken.

Schlusswort zum ersten Teil

In diesem ersten Teil haben Sie viele Anregungen und Empfehlungen erhalten. Vielleicht haben Sie diesen Teil schnell und in wenigen Tagen durchgelesen. Möglicherweise haben Sie sich auch keine Notizen gemacht und noch keine Empfehlung in die Tat umgesetzt.
Peter Horton sagte einmal: *„ Viele Sucher trauen dem Suchen mehr als dem Finden“.* © Peter Horton, (*1941).
Wenn Sie weiter zu den Suchenden gehören, dann beginnen Sie noch einmal von vorne. Lassen Sie sich diesmal mehr Zeit und beginnen Sie damit, die eine oder andere Empfehlung in die Tat umzusetzen.

Bleiben Sie am Ball!

Seien Sie hartnäckig. Der innere Schweinehund wird immer wieder versuchen, das Gewohnte beizubehalten. Manchmal wird es ihm auch gelingen, besonders dann, wenn Sie versuchen, viele Angewohnheiten gleichzeitig zu ändern. Dann wird Ihr innerer Schweinehund sehr aktiv werden und mit allen Mitteln darum kämpfen, alles beim Alten zu lassen! Arbeiten Sie lieber behutsam aber auch stetig an Ihrem Ziel – so, dass es Ihr innerer Schweinehund fast gar nicht merkt - um so weniger müssen Sie kämpfen oder sich anstrengen. Dann werden Sie Ihr Ziel sicher erreichen.

Das Buch im Buch - die Abnehmtipps

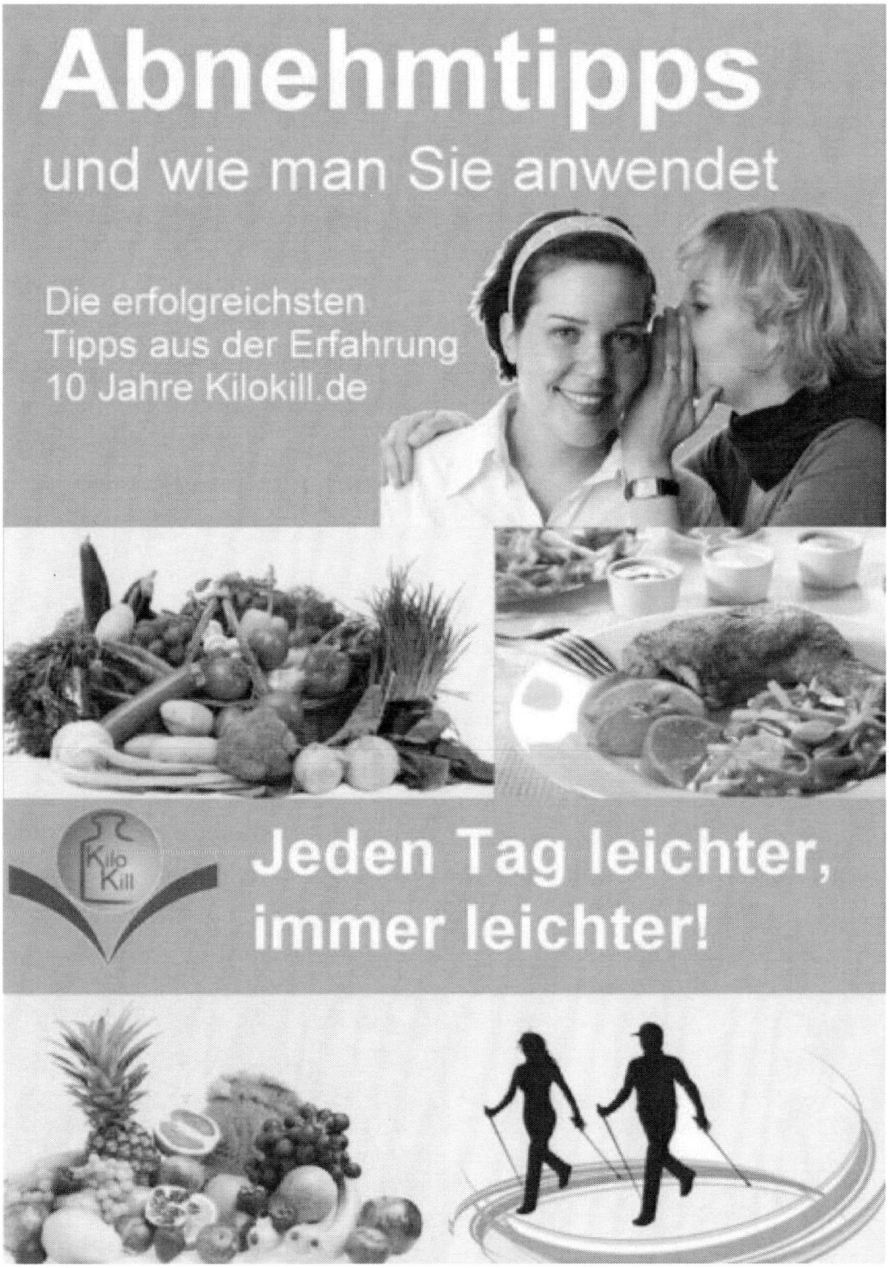

In diesem Teil Ihres Buches finden Sie zahlreiche Abnehmtipps. Einige der Tipps kennen Sie bereits. Auch verschieden Themen werden Ihnen bekannt vorkommen. Wie ich bereits im ersten Teil geschrieben habe, sind diese Themen aus methodischen Gründen nicht entfernt worden. Lesen Sie diese dann trotzdem nochmals und konzentriert komplett durch. Sie werden dabei feststellen, dass Sie doch schon wieder einiges vergessen und einige Vorsätze nicht ausgeführt haben.

Für dieses Buch wurde bewusst kein Inhaltsverzeichnis erstellt.
Blättern Sie öfter einmal durch die Abnehmtipps. Sie werden dann immer den einen oder Tipp finden, den Sie bereits gelesen und wieder vergessen haben. Sie werden dadurch an Ihr Vorhaben erinnert, diesen Tipp in die Tat umzusetzen.

Abnehmtipps nicht nur lesen, sondern auch in die Tat umsetzen.

„Es gibt kein Versuchen. Es gibt nur tun oder nicht tun!“

Dies sagte der kleine grüne Jedi im Film „Krieg der Sterne“. Und er hat Recht mit dieser Weisheit.

Dieses Buch ist nicht nur eine Sammlung von Abnehmtipps, sondern im Prinzip ein Abnehmprogramm. Haben Sie sich schon einmal die Frage gestellt, wie man abnimmt? Natürlich haben Sie das, sonst würden Sie ja dieses Buch nicht gekauft haben. Sie wissen also bereits, dass Sie nur die bekannten und auch neuen Abnehmtipps in diesem Buch in die Tat umsetzen müssen und Sie werden abnehmen.

Erfolgreich abnehmen ist so einfach wie zunehmen!

Oder möglicherweise doch nicht?

Wie sonst ist es zu erklären, dass über 50 Prozent der Deutschen übergewichtig sind, obwohl es unzählige Abnehmtipps, Diäten und Empfehlungen gibt. Dabei wäre abnehmen durchaus einfach, wenn man bestimmte Grundregeln für das Abnehmen berücksichtigen und in die Tat umsetzen würde. Mit diesem Ratgeber stelle ich Ihnen zahlreiche Tipps zum Abnehmen vor, die ihre Wirksamkeit im Laufe von 10 Jahren Kilokill-Programm bewiesen haben. Die Ratschläge, wie Sie die Abnehmtipps in die Tat umsetzen können, sind das Ergebnis Hunderter von Mails, die ich in dieser Zeit beantwortete. Sie sollten allerdings nicht nur lesen, sondern auch tun. Aber Achtung, überfordern Sie sich nicht, indem Sie alle Ratschläge auf einmal verwirklichen wollen. Das funktioniert nicht.

Mein Rat: Wählen Sie für den Anfang, einen Abnehmtipp aus, der für Sie leicht zu realisieren ist. Wenn dieser in „Fleisch und Blut„ übergegangen also zur Gewohnheit geworden ist, nehmen Sie sich den nächsten Tipp vor. Sie werden dann genauso leicht abnehmen, wie Sie zugenommen haben.

Schritt für Schritt zum Ziel

Es kommt nicht darauf an, wie schnell Sie das Ziel erreichen, sondern darauf, dass Sie es erreichen! Deshalb ist es sinnvoll, wenn Sie dieses Buch nicht einfach in wenigen Tagen durchlesen. Die Erfahrung aus dem von mir entwickelten Abnehmprogramm zeigt, das die tägliche und entspannte Beschäftigung mit dem Wunsch das Normalgewicht zu erreichen, automatisch zum Erfolg führt. Sie haben ein lohnenswertes Ziel vor Augen, ein Ziel, welches Sie erreichen können und werden. Allerdings ist der Weg zu Ihrem Normalgewicht nicht ganz so einfach, wie in bestimmten Werbeaussagen versprochen wird. Das heißt aber nicht, dass dieser Weg beschwerlich sein muss. Viele kleine Schritte garantieren, dass Sie das Ziel erreichen werden und nicht auf halben Weg stehen bleiben oder umkehren.

Ihre Bestandsaufnahme

Mit dieser Bestandsaufnahme erfassen Sie Ihre Ausgangssituation. Erneut sollten Ihren „Ist-Zustand" immer nach ca. 4 Wochen dokumentieren. Dadurch erhalten Sie eine Erfolgsdokumentation, die einerseits als Motivation dient, aber auch ein Anreiz für weitere Zielvorstellungen sein kann.
Das Formular finden Sie hier auf meiner Website.
http://www.intuitiv-abnehmen.de/gewichtsmanagement/formulare.html

Stellen Sie Ihren "Ist-Zustand" fest.

Tragen Sie Ihre Maße und Ihr Gewicht ein.
Notieren Sie Ihren gesundheitlichen Istzustand wie:
Kopf (z.B. Kopfschmerzen? Schwindel? Benommenheit?)
Herz-Kreislauf (z.B. Blutdruck, Blutgefäßverkalkung, Ödeme an den Knöcheln)
Leistung (z.B. Atemnot bei geringer Belastung, chronische Müdigkeit)
Verdauung (z.B. Verstopfung, Durchfall, Blähungen, Völlegefühl)
Gelenke, Rücken (z.B. Kniegelenke, Rücken, Hüftgelenke)
Stoffwechsel (z.B. Diabetes, Gicht, Blutfette) und sonstige Beschwerden.

Krankheit und Gesundheit

Übergewicht ist ein gefährlicher Risikofaktor, da hierdurch viele gesundheitliche Gefährdungen im Bereich des Herz-Kreislauf-Systems der Lungenfunktion der Leber der Gelenke (Verschleißerscheinungen) hervorgerufen werden können.

Auswirkungen der Gewichtsabnahme:

Sie fühlen sich in jeder Beziehung wohler. Deutliche Senkung des Blutdrucks; pro Kilogramm Gewichtsabnahme sinkt der Blutdruck im Durchschnitt um 2 mm Hg. Das Herz wird durch das verringerte Körpergewicht erheblich entlastet, eine bestehende Herzinsuffizienz (Herzschwäche) kann erheblich abgemildert werden. Atemnot durch die Einengung des Zwerchfells, schon bei leichteren und mittleren körperlichen Belastungen, wird erheblich verbessert. Gelenke, bzw. Gelenkverschleißerscheinungen, die durch das Übergewicht begünstigt wurden, werden entlastet. Das Risiko an Diabetes, Fettstoffwechselstörungen oder Gicht zu erkranken verringert sich ebenfalls erheblich. Achtung! Falls Sie bereits Medikamente, z.B. wegen Bluthochdruck, einnehmen, kann es sein, dass Sie bald weniger oder keine Medikamente mehr benötigen. Es ist nun einmal so, dass jedes Kilogramm weniger ein deutliches mehr an Gesundheit und Lebensqualität bedeutet.

Die Gewichtskontrolle! Wann und wie oft?

An dieser Frage scheiden sich die Geister. Die einen empfehlen die tägliche Kontrolle, andere wiederum meinen, nur einmal wöchentlich wiegen sei genug. Dann gibt es noch diejenigen, die empfehlen, sich überhaupt nicht zu wiegen und den Erfolg am Gürtelloch oder der Kleidergröße zu messen.

Die Waage - Freund oder Feind oder die Gewichtskontrolle, das notwendige Übel?

Hier ist schon die Fragestellung falsch. Wenn Sie das periodische Wiegen als ein Übel oder eine Kontrolle betrachten, dann steht es im völligen Gegensatz zu Ihrem Anspruch, den Weg zum Normalgewicht als Hobby zu betrachten. Deshalb ersetzen wir diese erste Überschrift durch eine Überschrift, die für Sie in Zukunft wohl eher zutrifft.

Die Gewichtskontrolle, der messbare Erfolg!

Nun steht diese Aussage aber völlig im Gegensatz zu den von Ihnen gemachten Erfahrungen? Sie haben es doch sicher auch schon erlebt. Den ganzen Tag zählten Sie Kalorien, wogen ab und gönnten sich nicht eine Kalorie mehr als erlaubt. Am nächsten Morgen dann der große Moment. Hoffnungsfroh stellen Sie sich auf die Waage. Mindestens ein Kilogramm abgenommen, so die Erwartung. Wie eine Seifenblase platzt dann dieser Traum. Nicht ein Gramm abgenommen, im Gegenteil sogar noch zugenommen. Auch im umgekehrten Fall, bei einer Gewichtszunahme, wird die Gewichtskurve nicht gleichmäßig nach unten verlaufen. Schon das durch den Wasserhaushalt bedingte unterschiedliche Gewicht kann mehrere Pfund ausmachen. Ein Gramm Salz bindet z.B. 100 ml (100 g) Wasser in Ihrem Körper. Deshalb ist es auch völlig sinnlos, ja unvernünftig, eine Personenwaage mit 100 Gramm-Skalierung zu benutzen. Sinnvoller ist da schon eine Waage mit 200 g Schritt-Anzeige, aber auch eine 500 g - Schritt-Anzeige erfüllt noch ihren Zweck.

Gewichtsschwankungen nach oben sind erlaubt.

Nun gibt es ja die Empfehlung, um dem Frust des Auf und Ab vorzubeugen, sich nur einmal wöchentlich zu wiegen. Dies mag während einer Diät sinnvoll sein. Sie gehen ja jetzt einen anderen Weg, den Weg der Vernunft und lassen sich und Ihrem Körper Zeit. Dies bedeutet dann, dass ein langsamer und stetiger Gewichtsverlust stattfindet. Aus diesem Grund wiegen Sie sich bitte täglich, immer unbekleidet und gleich nach dem Aufstehen mit entleerter Blase. Nicht das täglich schwankende Gewicht ist von Bedeutung, sondern das jeweils niedrigste, welches sie innerhalb einer Woche erreichen. In die Tabelle tragen Sie jeweils nur das niedrigste Gewicht ein, welches Sie in dieser Woche erreicht haben. Auch dann, wenn dieses höher sein sollte, als das niedrigste Gewicht der vergangenen Woche. Sie erhalten dadurch eine Art Fieberkurve.
Mit einem Blick können Sie so die Tendenz Ihrer Bemühungen feststellen.
Das Formular für die Gewichtstabelle finden Sie auf meiner Website.
Die Kurz-URL http://wck.me/fj

Nur das jeweils niedrigste Gewicht innerhalb einer Woche zählt und wird notiert!

Natürlich kann es vorkommen, dass Sie über einen längeren Zeitraum kaum ein niedrigeres Gewicht notieren können. Ja, es ist denkbar, dass Sie eine Periode des Gewichtsanstiegs feststellen. Fragen Sie sich daraufhin ohne Vorwurf, ob Sie bereits ausreichend Ratschläge umgesetzt haben. Vielleicht hat sich die eine oder andere Gewohnheit erneut eingeschlichen. Macht ja nichts, legen Sie diese doch einfach wieder ab. Wie heißt es doch so schön: "Gefahr erkannt ist Gefahr gebannt!" Jetzt kommen Sie mir aber nicht damit, dass es bis zu Ihrem Strandurlaub nur noch einige Wochen sind und Sie doch schon so gerne Ihre Wunschfigur hätten. Fahren Sie diesmal in die Berge und wandern Sie. Nächstes Jahr können Sie dann sicher den Strandurlaub mit Ihrer Wunschfigur genießen. 30 Minuten wandern verbraucht ca. 300 - 400 Kilokalorien, je nach Wegbeschaffenheit. 9 Kalorien sind 1 Gramm Fett. Rechnen Sie selbst, wie viel Gramm Fett Sie verlieren, wenn Sie 30 Minuten wandern. Sicher eine gute Motivation, auch einmal zwei Stunden auf Wanderschaft zu gehen. Wandern kann man nicht nur im Urlaub, sondern auch bereits an diesem Wochenende!

Die Wahrheit anerkennen!

Das Geheimnis des erfolgreichen Abnehmens ist kein Geheimnis. Der Energieverbrauch muss höher sein als die Energieaufnahme. Das ist die Wahrheit, auch wenn Sie diese nicht mehr hören können. Erfolgreiches abnehmen, bedeutet allerdings nicht, dass Sie fasten sollten oder eine Crashdiät durchführen müssen. Auch sportliche Höchstleistungen sind nicht notwendig. Das Gegenteil ist der Fall: Versuchen Sie, langfristig zu planen. Ihrem Körper bekommt eine langsame Umstellung am Besten. Das gilt sowohl für die Ernährung als auch für das Bewegungskonto.

Auf jegliche Diät oder Abnehmpillen etc.verzichten!

Einschlägige Zeitschriften sind voll von Artikeln und der entsprechenden Werbung. Selbst in Apothekenzeitschriften finden sich diese fraglichen Vorschläge und auffällige Anzeigen für die verschiedensten Formuladiäten, Pillen und Präparate zum Abnehmen. Wenn die dort versprochenen Erfolge eine Tatsache wären, dürfte es keine Übergewichtigen mehr geben.
Diese Anzeigen sind aber so aufgebaut, dass Sie, je öfter Sie diese sehen, irgendwann doch schwach werden und auf den Bestellbutton klicken. Vielleicht stimmen die Versprechungen doch? Es wäre ja schön, wenn ich ohne etwas an meinem Essverhalten ändern zu müssen, bequem abnehmen könnte. Dies Einflüsterungen Ihres inneren Schweinehundes werden bei jedem neuen Kontakt mit der Anzeige immer stärker. Hilfreich ist es deshalb, wenn man entsprechende Anzeigen nach bestimmten Kriterien beurteilt. Die meisten unredlichen Anzeigen sind im Internet zu finden. Wenn Sie eine derartige Anzeige anklicken, stellen Sie sich zunächst folgende Fragen, bevor Sie auf den Bestellbutton klicken:
Woher kommt das Produkt?
Liegt der Firmensitz in Deutschland oder irgendwo in einem Klein- oder Inselstaat? Dies bedeutet zwar nicht, dass das angebotene Produkt wirkt, aber

versprochene Geldzurückgarantien lassen sich leichter durchsetzen. Liegt der Firmensitz im Ausland, ist dies fast unmöglich oder nur unter erheblichen Kosten realisierbar. Die Kosten für Rechtsanwälte oder Gerichte dürften bei Weitem den Kaufpreis übersteigen. Besonders wenn es sich um Inselrepubliken irgendwo in der Welt handelt. Das wissen natürlich auch diese Anbieter. Zähneknirschend wird der oder die Geprellte auf seinen „Garantieanspruch“ verzichten.

Ist ein aussagekräftiges Impressum vorhanden?

Darunter ist eine reguläre Postanschrift sowie eine verantwortlich zeichnende natürliche Person zu verstehen. Inklusive Telefonnummer und E-Mail-Adresse. Findet sich eine Serviceadresse in Deutschland? In der Regel werden nirgends einen Eintrag finden. Oft ist es nur eine Postanschrift ohne Telefonnummer. Versuche von mir, eine Telefonnummer über das „Das Örtliche“ herauszufinden, führten meist zu irgendeiner privaten Telefonnummer, deren Besitzer nie etwas von der von mir genannten Firma gehört hatten. Überprüfen Sie also erst einmal, ob diese Adresse existiert.

Bei Pillen oder Tropfen:

Wird die Wirksubstanz und deren Wirkung klar deklariert oder z.B. nur so umschrieben: Dank des Wirkstoffes von „Produktname“ können Sie wie gewohnt alles essen, worauf Sie Lust haben. Sie brauchen keine Diät einzuhalten oder überwachen, was Sie essen. Sie unterziehen Ihren Körper also keinem Ernährungsschock. (Was bitte ist ein Ernährungsschock?)

Hier noch einige Werbeaussagen, über die man nachdenken sollte:

- Sichtbare Ergebnisse in den allerersten Tagen!!

Listigerweise kombiniert mit dem Hinweis, dass, wenn man zu schnell abnimmt, die Dosis reduziert werden sollte.

- Ohne Einschränkung bei den Nahrungsmitteln
- Ohne Diät
- Ohne Gegenanzeigen

Besonders fragwürdig, ja physiologisch unmöglich ist die Behauptung, die aufgenommene Energie der Mahlzeit zu annullieren und gleichzeitig 100 Kalorien zusätzlich zu verbrauchen. Die Aussage es bestehe bereits eine langjährige Erfahrung! Hier eine exemplarische Aussage: 30 Jahre Erfahrung stehen zu

Ihren Diensten! Einfach nachforschen (googeln) seit wann es die Firma gibt. In diesem Beispiel angeblich seit 2009, also 30 Jahre?? Und bei Google findet man weder etwas über das angebliche Laboratorium noch sonst welche Hinweise auf das Produkt. Google wird unzuverlässig?

Geldzurückversprechen: Erfolg zu 100%! Sie verlieren bis zu 4 kg ab der ersten Woche oder erhalten Ihr Geld zurück. Schreiben Sie uns und wir werden Ihrer Bitte schnellstmöglich nachkommen. Allein ein 100%iges Erfolgsversprechen kennzeichnet hinreichend ein unseriöses Angebot. Leider weiß man meist nicht, von wem man sein Geld zurückbekommen, oder an wen man sich wenden kann. Ach ja, Sie dürfen darum bitten. Seit wann muss man einen Garantieanspruch erbitten?

- Ihre Haut wird straffer und entspannter!

Eine beliebte Aussage, um der Kauflust Nachdruck zu verleihen.

- Geeignet für Männer und Frauen.

Na ja, so unterschiedlich sind die Stoffwechselvorgänge zwischen Mann und Frau ja auch nicht.

- Die Kilos sind ENDGÜLTIG weg!

Wie soll das funktionieren, wenn man das Mittel nicht mehr nimmt und weiterhin isst was und wie viel man will?

- OHNE besondere oder schädliche Mittel - natürlicher Wirkstoff!

Keinerlei Angaben über die Zusammensetzung. Auch Mehl oder Zucker sind natürliche Wirkstoffe. Nicht einmal ein Pflanzenname o.Ä. wird angegeben.

- Zu 100% getestet, zu 100% genehmigt

Von wem getestet - von wem genehmigt? Meist auch wieder ein selbst designtes Siegel einer imaginären Institution.

- Kampf gegen Verstopfung oder andere
angebliche positive Begleiterscheinungen.

Noch so ein Verkaufsargument. Wenn schon kein Kilo weniger, dann endlich ein Mittel gegen Verstopfung oder Cellulite. Dann die angeblich prominenten Ärzte, Professoren oder Ernährungswissenschaftler als Gutachter. Forschen Sie immer bei Google nach dem Namen des Gutachters oder dem Institut. Meist findet man keinerlei Suchergebnisse.

- Rabatte bei sofortiger Bestellung nur noch bis zum ..... !

Hier ein krasses Beispiel:

Entweder die 40 Tage Kur ****** zum außergewöhnlichen Vorzugspreis von 51.- Euro, zu Testzwecken (statt 207.- Euro;) + 5,90 Euro Versand- und Bearbeitungskosten. Entweder die machen Minus oder aber das Produkt ist maßlos überteuert beim regulären Preis. Noch eine Geldzurückgarantie Mit ***** müssen Sie abnehmen. Oder Sie bekommen bis zu 100 Euro bar ausbezahlt. Also von 0,00 Euro - 100.- Euro? Beliebt sind auch Lieferungen nur per Nachnahme unter dem Vorwand die persönlichen Daten zu schützen. (Vor wem?) Angegeben müssen aber trotzdem alle persönlichen Daten, einschließlich Ihrer E-Mail-Adresse. Dies sind wertvolle Informationen für suspekte Firmen, die dann nochmals ein Geschäft mit den gesammelten Adressen machen, indem sie diese verkaufen. Ich hoffe, hiermit einige Hinweise gegeben zu haben, die davor schützen, auf haltlose Versprechen und unseriöse Angebote hereinzufallen.

Sich und seinem Körper Zeit lassen!

Wer abnehmen will, möchte in der Regel schnell an Gewicht verlieren und seine Wunschfigur innerhalb von vier Wochen, also z. B. kurz vor seinem Urlaub, erreichen.

Dieser Wunsch wird von den Werbestrategen gern für die Werbung bestimmter Produkte aufgegriffen. So finden sich zahlreiche Angebote mit den Versprechungen, wie Sie schnell, leicht ohne Mühe und ohne Ihre eigenen Ernährungsgewohnheiten zu überdenken, abnehmen können.
Trotz zahlreicher seriöser Informationen, die derartige Versprechungen als unseriös und die angepriesenen Produkte als untauglich bewerten, werden diese Produkte doch gekauft. Natürlich ist es verständlich, dass man so schnell wie möglich und möglichst auch noch dauerhaft abnehmen will. Leider kann man nur eins von beiden erreichen. Das Fatale an den unvermeidlich eintretenden Misserfolgen ist aber, dass die Betroffenen nach zahlreichen Versuchen annehmen, ihr Übergewicht ist nun einmal nicht zu behandeln. Vermutet wird, dass entweder die Gene oder eine Krankheit Schuld am eigenen Übergewicht sei. Man hat ja schließlich alles versucht.
Aber haben Sie tatsächlich bereits alles getan und nicht nur versucht? Sie werden einige Abnehmtipps, über die Sie gleich lesen werden, sicher kennen. Wie sieht es aber mit deren Umsetzung in die Tat bei Ihnen aus? Wenn überhaupt, dann haben Sie den einen oder anderen vielleicht einmal kurzzeitig ausprobiert. Aber weil nicht sofort 5 Kilo weniger auf Ihrer Waage angezeigt wurde, haben Sie diesen Tipp unter nutzlos gespeichert und einen anderen ausprobiert. Nochmal mein Rat: Wählen Sie für den Anfang, einen Abnehmtipp aus, der für Sie leicht

zu realisieren ist. Wenn dieser in „Fleisch und Blut„ übergegangen also zur Gewohnheit geworden ist, nehmen Sie sich den nächsten Tipp vor.

Gewohnheiten ändern!

Mag ja sein, dass ich über die Gewohnheiten schon geschrieben habe. Aber trotzdem sollten Sie dieses Kapitel lesen.

Wie Sie im Abschnitt mit dem Unterbewusstsein bereits gelesen haben, liebt es Wiederholungen. Es ist also durchaus sinnvoll immer wieder einmal sein Wissen aufzufrischen.
Nichts steht dem Normalgewicht so sehr im Wege wie die Gewohnheit, denn die Gewohnheit drängt den Menschen in die alte Bahn zurück.
Bewegen Sie sich ausreichend? Oder fahren Sie noch mit dem Fahrstuhl? Füllen Sie Ihren Teller gewohnheitsmäßig bis zum Rand, obwohl Sie keinen Hunger haben? Essen Sie direkt aus dem Kühlschrank die eine oder andere Wurstscheibe? Knabbern Sie beim Fernsehen immer Nüsse und Kleingebäck?

Wie bekomme ich diese Reaktionsmuster (Anker) wieder gelöscht?

Zunächst geht es darum, den Anker zu erkennen. Welche Handlung, welches Gefühl, welches Bedürfnis tritt immer bei welcher Gelegenheit (auslösender Reiz) auf. Dieser Auslöser kann ein bestimmter Geruch, eine Farbe, eine Umgebung, ein Gefühl des Mangels, eine bestimmte Tageszeit oder Ort sein. Oft sind diese Auslöser nicht immer so offensichtlich, wie um Beispiel ein Werbeplakat oder die Wurstbude, an der man gerade vorbei geht. Leider kann man viele auslösende Reize nicht einfach ausschalten oder durch einen anderen Reiz überlagern und damit löschen.
Betrachten wir uns deshalb einmal die bereits oben beschriebenen Gewohnheiten. Die Gewohnheit, zur Tasse Kaffee immer auch ein Stück Kuchen zu essen. Wollen Sie auf Ihren Kaffee verzichten? Nein sicher nicht. Wenn es Ihnen aber gelingt, ca. 20 x hintereinander keine Kuchen zum Kaffee zu essen, dann haben Sie die ungünstige Reizantwort durch eine positive ersetzt. Gut, Sie wollen auch nicht auf Ihren Kuchen verzichten. Wie wäre es mit dieser Gewohnheit? Die Gewohnheit, jeden Teller leer zu essen. Hier stellt sich natürlich die Frage, ob es Sinn macht eine Gewohnheit einzuüben, bei welcher Sie in Zukunft grundsätzlich die Hälfte der Speisen auf dem Teller liegen lassen. Aber wie wäre es, wenn Sie in Zukunft nur die Hälfte der bisherigen Menge auf Ihren

Teller geben würden, oder einen kleineren Teller benutzen würden? Die Gewohnheit, zu gewohnter Zeit zu essen, obwohl man keinen Energiehunger haben kann, da man grade noch eine Bratwurst etc. in der Stadt verzehrt hat. Die Gewohnheit, beim Fernsehen Knabbergebäck zu verzehren. Die Gewohnheit, mit dem Fahrstuhl zu fahren. Die Gewohnheit, auch kurze Wege mit dem Auto zurückzulegen. Die Gewohnheit, immer Süßigkeiten vorrätig zu haben. Die Gewohnheit, schnell und hastig zu essen.

Welche ungünstigen Gewohnheiten treffen auf Sie zu?

Suchen Sie sich eine aus, die Sie ab jetzt ablegen möchten.

Schrittweise vorgehen!

Das Geheimnis des Vorwärtskommens liegt darin, mit dem ersten Schritt zu beginnen.

Wie bekommt man einen Baum in den Ofen? Die logische Antwort: in kleinen Scheiten.

Wir haben alle unsere kleinen und großen Ziele. Voller Ungeduld wollen wir diese Ziele möglichst schnell erreichen und dies dann auch noch ohne Mühe und eigene Anstrengung. Es wird Ihnen wohl schwerlich gelingen, Ihre überflüssigen Pfunde auf einen Schlag loszuwerden. Auch nicht unter größter Mühe und Anstrengung.

Auch andere Ziele erreichen wir nicht auf einmal oder blitzschnell. Ja, es kann sogar sein, dass wir nach einiger Zeit der Anstrengung denken, dieses Ziel sei unerreichbar.

Tatsache ist: Nur Katastrophen kommen plötzlich und in einem Schlag! Zerlegen Sie Ihr Vorhaben in kleine Schritte. Je größer Ihr Vorhaben, desto zahlreicher sollten die Schritte sein. Dann werden Sie das Ziel, Ihr Normalgewicht, ohne große Mühe und Anstrengung erreichen können und nicht auf halben Weg aufgeben.

Ein Ziel, welches hinter einem Abgrund liegt, kann man nicht mit zwei Schritten erreichen. Man muss mit vielen Schritten um den Abgrund herumgehen.

Abnehmtipps in die Tat umsetzen!

Sicher haben auch Sie schon diverse Ratgeber über das Abnehmen gelesen. Auch im Internet finden Sie zahlreiche Ratschläge. Sie erhalten so eine Fülle von Informationen über verschiedene Diäten und zahlreiche Ratschläge. Natürlich hatten Sie auch die Absicht, diese Anweisungen umzusetzen. Aber wenn Sie es getan hätten, würden Sie bereits Ihr Normalgewicht erreicht haben.

Um Wissen umsetzen zu können, ist es notwendig die Informationen nicht nur zu konsumieren, sondern auch darüber nachzudenken. Damit werden diese Informationen ein Teil Ihrer persönlichen Gedanken und Sie können sich eine eigene Meinung bilden. Dies führt dazu, dass Sie den einen oder anderen Tipp auch umsetzen werden.

Wie denkt man über Informationen nach? Ein Weg ist, die Information oder Ratschläge dahingehend zu überprüfen, ob sie stimmen, also auch auf Sie bzw. auf Ihr Verhalten zu übertragen sind. „Trifft auf mich nicht oder doch zu", wäre die Kurzform.

Die Fragen, welche sich daraus ergeben sollten, beginnen mit, warum trifft dies nicht oder doch auf mich zu.

Weitere Fragen wären, wie kann ich die Information in mein tägliches Leben einbauen, wie kann ich den Ratschlag umsetzen?

Unser Gehirn ist ein Wunderwerk der Natur. Wenn wir uns auf etwas konzentrieren, wird es in unserem Gedächtnis wie in einem Computer gespeichert und ist jederzeit abrufbar.

Dabei wird jede Information zusätzlich nach ihrer Bedeutung gewichtet. Wenn Sie also abnehmen wollen, dann werden nachfolgende Tipps auch als bedeutungsvoll gespeichert werden Ja, diese werden bei einem passenden Anlass automatisch in das Bewusstsein zurückgeholt und bestimmen Ihr Handeln.

Sie werden unschwer feststellen, dass diese Aussage zutreffend ist. Bereits bei Ihrem nächsten Besuch im Supermarkt werden Ihnen die nachfolgend beschriebenen Empfehlungen rund um den Einkauf einfallen!

Tipps für den Einkauf und die Vorratshaltung

Heutzutage ist eine die Vorratshaltung kein Problem mehr. Fertigprodukte, Dosen, Tiefkühlprodukte machen es uns leicht, immer genügend Vorräte im Haus zu haben. Leider beinhalten diese Vorräte aber auch die Gefahr, dass man viel zu leicht einem plötzlichen Bedürfnis - nicht Hunger - folgend, wieder einmal viel zu viele Kalorien zu sich nimmt. Besonders natürlich dann, wenn es sich um bevorratete Süßigkeiten oder andere Kalorienbomben wie Chips etc. handelt. Es macht also durchaus Sinn, einmal sein Einkaufverhalten zu überprüfen und ggf. zu ändern.

Der Essensplan für eine Woche

Die meisten Menschen wissen, einer Studie zu folge, am Morgen noch nicht, was sie zu Mittag oder Abend essen werden. Dies führt zu einem unkontrollierten Essverhalten, welches von Stimmungen oder Gefühlen wie Frust oder Langeweile bestimmt wird. So wird kurzfristig etwas und meist zu viel eingekauft, gekocht oder gegessen.

Abhilfe schafft hier ein Essensplan, den man z.B. am Sonntag für die gesamte Woche erstellt.

Der Vorteil besteht darin, dass man seine Vorräte immer im Blick hat, z. B. das Verfallsdatum. Auch hilft der Wochenplan dabei, gezielt einzukaufen. Geld kann man dadurch auch sparen, da ja meist am Samstag der Briefkasten von Werbezetteln mit Sonderangeboten überquillt. Machen Sie doch eine Familienaktion daraus, indem Sie alle Familienmitglieder in die Planung der Gerichte für eine Woche einbeziehen.

Wie ein derartiger Wochenplan aussehen könnte, finden Sie als Formular auf meiner Website zum Download.

Die Kurz-URL http://wck.me/fj

Tipp zur Umsetzung des Wochenplans

Legen Sie den Wochenplan in die Küche, und jedes Familienmitglied, kann sein Wunschgericht für die folgende Woche bis zum Freitag eintragen. Oder legen Sie einen Tag fest, an welchem Sie ein Familienmeeting zur Erstellung des Speiseplans abhalten. Sicher haben Sie auch Rezeptbücher irgendwo im Bücherschrank. Hier finden Sie und Ihre Angehörigen sicher genügend Anregungen. So haben Sie für den Einkauf am Samstag alle Informationen für Ihren Einkaufzettel. Beziehen Sie Ihre Kinder gezielt mit in die Planung ein. Das heißt, jedes Kind darf für einen Tag in der Woche das Gericht bestimmen.

Immer einen Einkaufszettel schreiben!

Es war am vergangenen Mittwoch. Es fehlten Tomaten, Salz und noch ein paar Kleinigkeiten. Dafür wäre es nicht notwendig gewesen, den Einkaufswagen durch den Supermarkt zu schieben. Diese Kleinigkeiten hätte ich tragen können. Auf dem Weg zur Kasse kamen mir folglich auch Bedenken, ob ich nichts vergessen hätte.

Der Wagen erschien mir zu leer. Prompt fiel mir ein, dass noch Nudeln fehlen. Das gefrorene Hähnchen war im Sonderangebot und wird auch noch mitge-

nommen. Da ich schon beim Einkaufen war, habe ich nach Angeboten bei der abgepackten Wurst und dem Käse nachgesehen. Es gab in der Tat ein günstiges Angebot. Also habe ich es auch noch in den Wagen gepackt. Bei der Kasse angekommen war der Wagen fast voll und ich war mir sicher, nichts vergessen zu haben.
Zu Hause angekommen stellte ich fest, dass das Salz fehlte und von den Nudeln noch drei Tüten im Schrank lagen. Von der Wurst aus dem Angebot lag auch schon ein Päckchen im Kühlschrank. Die Moral von dieser Geschichte: Immer einen Einkaufszettel schreiben, auch wenn es sich nur um zwei Teile handelt. Was nützt dieser Tipp aber, wenn Sie trotzdem mehr kaufen, als Sie auf Ihrem Zettel stehen haben?

Denken Sie daran:
Alles was sie einkaufen, werden Sie irgendwann auch essen.

Alles? Natürlich nicht das Toilettenpapier, Spülmittel oder Ähnliches. Dies schrieb mir ein Leser, mit dem Hinweis, dieses nie im Leben zu essen.

Niemals in Hektik einkaufen gehen!

Sie kennen das sicher auch. Nach der Arbeit noch schnell in den Supermarkt und den Einkauf erledigen. ber wer in Eile etwas einkauft, wird unbedacht zugreifen. Meist ist man auch noch hungrig und kauft, wie Untersuchungen zeigen, mehr als notwendig.

Man hetzt durch die Regale und packt alles, von dem man glaubt es würde fehlen, in seinen Einkaufswagen. Besonders anfällig ist man dann auch für die Sonderangebote, die ohne Überlegung ebenfalls in den Wagen gepackt werden. Deshalb planen Sie jeden Einkauf. Damit ersparen Sie sich diese Hetzerei nach Feierabend.

Schnell verderbende Ware kann man jeden 2. oder 3. Tag kaufen. Gemüse aus der Tiefkühltruhe ist in Qualität und Frische frischer Ware ebenbürtig, wenn nicht sogar noch besser, weil sie nicht tagelang im Regal liegt. Auch Obst hält meist 7 Tage, was natürlich besonders auf Äpfel zutrifft. Von den Bananen nimmt man neben den gelben auch einige fast noch grüne mit.

Kaufen Sie immer ein, wenn die Kinder im Kindergarten oder in der Schule sind. Damit ersparen Sie sich die Quengelei an der Kasse oder vor den Süßigkeitsregalen. Sie haben am Vormittag keine Zeit dafür, weil Sie dann in Ruhe

putzen können? Ich denke einmal das man Putzen oder Wäsche waschen auch dann tun kann, wenn die Kinder zu Hause sind.
Ich weiß, ich bin keine Hausfrau und habe keine Ahnung von Hauswirtschaft. Trotzdem denke ich, dass es mit einer gewissen Planung möglich sein sollte, diesen Tipp in die Tat umzusetzen.

Vorsicht bei Sonderangeboten!

Sonderangebote helfen nicht unbedingt, Geld zu sparen. Aber Sonderangebotsschilder üben eine magische Wirkung auf uns aus. Wir können uns dieser Wirkung kaum entziehen.

Egal ob es die fünf Paar Socken sind, die man nicht benötigt aber kauft, weil sie günstig angeboten werden oder die zwei Schnitzel, die zusätzlich mitgenommen werden, obwohl man ja ursprünglich nur 150 Gramm Kochschinken kaufen wollte. Ist es Ihnen auch schon passiert, dass Sie abgelaufene Nahrungsmittel in Ihrem Kühlschrank finden und wegwerfen müssen? Meist klebt auf der Packung noch das Schild „Sonderangebot".

Dies bestätigt die Meinung vieler Marktforscher, dass Ladenhüter über Sonderangebote doch noch verkauft werden können. Damit gehört dieses Verhalten, Sonderangebote ohne wirklichen Bedarf zu kaufen, zu den von Brian Wansink, einem amerikanischen Ernährungswissenschaftler beschriebenen unbewussten Entscheidungen, die unsere Essgewohnheiten betreffen.

Sonderangebote helfen sparen - aber nur wenn man sie grade benötigt. Sonst besteht die Gefahr, sie zusätzlich zu verzehren und Sie in die Fettpolster einzulagern!

Das Volumen des Einkaufwagens verkleinern

Wenn nur einige Kleinigkeiten im Wagen liegen, verspüren wir automatisch den Drang, den Wagen weiter zu füllen. Auch haben wir das Gefühl, wir könnten etwas vergessen, lässt uns unnötige Sachen einpacken, von denen wir glauben, sie würden fehlen. Sie können ruhig davon ausgehen, dass dies auch der Grund ist, warum die Einkaufswagen so groß sind.

Da es sich hier um Gefühle handelt, sind diese nur schwer auszuschalten. Besser ist es, mit Gegentricks zu kontern.

Die erste Möglichkeit.Wenn Sie nur einige wenige Sachen einkaufen müssen, nehmen Sie einen offenen Einkaufskorb mit in das Geschäft.

Die zweite Möglichkeit. Suchen Sie sich einen leeren Verpackungskarton in der entsprechenden Größe Ihres voraussichtlichen Einkaufs. Ich räume meist einen kleinen Karton aus und stelle den Inhalt in das Regal. Besonders geeignet finde ich die H-Milch Kartons, die sind nicht ganz geschlossen und meistens fällt etwas heraus. Eine Gelegenheit darüber nachzudenken, ob man es unbedingt benötigt.

Diese dritte Möglichkeit ist auch für größere Einkäufe geeignet. Nehmen Sie eine Klappkiste, öffnen sie diese und stellen Sie diese mit dem Boden nach oben in Ihren Einkaufswagen. Bereits wenige Sachen im Wagen vermitteln dem Unterbewusstsein, der Wagen sei gefüllt und der Einkauf ist erfolgreich abgeschlossen.

Nachdem Sie an der Kasse alles aufs Förderband gelegt haben, drehen Sie die Kiste um und packen Ihre Einkäufe gleich in die Kiste. Diese Tricks sind natürlich nur notwendig, wenn Sie keine Einkaufsliste schreiben, diese vergessen haben oder sich sowieso nie daran halten.

Überfluss - Segen oder Fluch?

Eines der Hauptprobleme beim Übergewicht ist der Überfluss.
Nicht nur die fast ständige Verfügbarkeit an Nahrungs- und Genussmittel in Supermärkten, oder in der häuslichen Vorratshaltung führt zu einer unnötigen Energieaufnahme. An jeder Straßenecke findet man einen Imbiss, eine Gaststätte, ein Metzger mit heißer Theke oder Bäcker mit belegten Brötchen. Nicht zu vergessen die Bistros oder Eisdielen. In meiner Heimatstadt Gießen habe ich die betreffenden Angriffe auf die schlanke Linie in der Fußgängerzone gezählt. Hier finden sich auf einer Strecke von ca. 600 Metern:
3 Eisdielen,
2 Fischläden (Nordsee),
2 Bratwurststände,
1 Döner-Imbiss,
1 Imbiss mit Kartoffelprodukten.
3 Bäckereien mit Pizza und belegten Brötchen im Angebot.
2 Cafés und 2 Läden mit Süßigkeiten.
Dies zeigt überdeutlich, dass keine Energie mehr aufgewendet werden muss, um sich Nahrung zu beschaffen. Schlimmer noch ist aber die ständige Versuchung, der man ausgesetzt ist.

Irgendwann pfeift man auf die guten Vorsätze und nimmt das eine oder andere Angebot wahr. Obwohl man keinen Energiehunger haben kann, da man ja kurz vorher bereits etwas gegessen hat, bzw. noch genügend Reserven in Form von Fett vorhanden sind.
Unser Körper tut dann das, was er seit Jahrhunderttausenden gelernt und erfolgreich genetisch verankert hat: Er verschwendet nichts von der, für ihn kostbaren Energie, die ihm so reichlich zugeführt wird. Er speichert sie in Form von Fett, koste es, was es wolle.
Er kann von sich aus nichts dagegen tun, auch wenn er sich eines Tages kaum noch bewegen kann und an den Folgen vorzeitig stirbt.
Tatsache ist, dass der Urmensch einen Hauptteil der aufgenommenen Energie dafür verbraucht hat, eben diese Energie zu beschaffen. Der Weg zum Kühlschrank verbraucht aber keine nennenswerte Energie.

Vorratshaltung - die ständige Versuchung

Überprüfen Sie Ihre Vorratshaltung.
Nehmen Sie sich etwas Zeit und überprüfen Sie einmal Ihre Vorräte. Beginnen Sie mit den haltbaren Produkten wie Konserven, Nudeln, Fertigsoßen. Fragen Sie sich, wie lange diese Produkte bereits lagern.
Danach überprüfen Sie in gleicher Weise Ihre Gefriertruhe oder das Gefrierfach. Bei wie vielen Produkten ist das Mindesthaltbarkeitsdatum bereits überschritten?
Jetzt überprüfen Sie Ihren Kühlschrank.
Auch hier werden Sie wahrscheinlich abgelaufene oder kurz vor dem Verfallsdatum stehende Produkte finden. Dann überprüfen Sie Ihre Genussmittel wie Süßigkeiten, Knabbergebäck usw. Großpackungen teilen Sie in kleinere Einheiten (Portionsgröße) auf.
Jetzt sind die Getränke wie Limo, Cola, Alkoholika dran.
Wenn Sie die Überprüfung beendet haben, stellen Sie sich die Frage, warum Sie diese Vorräte angeschafft haben.

Diese Antworten wären denkbar:

Wenn ich Hunger bekomme, muss ich doch etwas zu essen haben!
Hier stellt sich die Frage, ob Sie nicht Hunger (?) bekommen, weil Sie etwas im Kühlschrank haben?
Es waren Sonderangebote. *Auch Sonderangebote kosten Geld und machen dick. Besonders wenn sie verfallen und schnell noch gegessen werden müssen.*

Wenn überraschend Besuch kommt, habe ich etwas anzubieten. *Wenn der Besuch ohne Voranmeldung kommt, muss er auch damit zufrieden sein, wenn er nur einen Kaffee oder Tee bekommt. Er hätte sich ja anmelden können.*

Der Anwendungstipp nicht nur für Singles:

1. Kaufen Sie immer nur die kleinstmögliche Packungsgröße!
2. Größere Menge teilen Sie auf und frieren diese ein!
3. Lernen Sie auf die Frage der Verkäuferin: "Darf es etwas mehr sein!", nein zu sagen!
4. Vermeiden Sie Süßigkeiten oder Snacks, wie Kekse, Chips oder Ähnliches an der Arbeitsstelle oder zuhause vorrätig zu haben.
5. Schaffen Sie diese Dickmacher aus Ihrem Blickfeld und möglichst an einen Ort, der weit entfernt von Ihren gewöhnlichen Aufenthaltsorten (Schreibtisch, Sofa etc.) liegt.

Dies gilt auch für Ihre Kinder, Süßigkeiten gehören nicht ins Kinderzimmer.

Der Anwendungstipp für Kinder!

Kinder lieben Süßigkeiten und es fällt schwer, ihnen den Wunsch nach Gummibärchen oder einem Eis abzuschlagen, besonders wenn sie ständig diesen Wunsch wiederholen, da sie ja wissen, dass Vorräte vorhanden sind. Vermeiden Sie deshalb, dass Ihre Kinder Kenntnis von der Größe und des Aufbewahrungsortes der Vorräte haben. Packen Sie größere Mengen in kleinere Portionen um. Verringern Sie nach und nach die Menge der ausgehändigten Süßigkeiten.

Das Volumen des Kühlschranks verkleinern!

Geht es Ihnen auch so? Sie öffnen den Kühlschrank und es ist scheinbar kaum etwas Essbares darin. Das mag bei näherer Betrachtung des Inhaltes zwar nicht stimmen, aber das Fatale ist, das sich in Ihrem Unterbewusstsein festgesetzt hat, dass Ihr Kühlschrank leer ist. Beim nächsten Einkauf werden Sie unbewusst mehr einkaufen als nötig wäre.

Wie kann man Abhilfe schaffen? Meist stellt man ja die neu gekauften Produkte nach vorne. Bereits im Kühlschrank befindliche werden nach hinten geschoben und vergessen.

Um dies zu verhindern, bietet es sich an, das Kühlschrankvolumen zu verkleinern. Dazu kaufen Sie sich kleine Plastikkörbe, die Sie an die Rückwand des Kühlschranks stellen. Körbchen deshalb, damit der Kühlkreislauf nicht behindert wird. Der Vorteil dieser Maßnahme besteht darin, dass Sie weniger abgelaufene Produkte wegschmeißen oder schnell noch essen müssen. Auch wird Ihr Kühlschrank trotz weniger Inhalt immer wohl gefüllt aussehen.

Der Anwendungstipp für Kinder

Kinder handeln spontan. Das heißt, sobald sie ein Hungergefühl (?) haben, oder glauben eine Belohnung zu verdienen, gehen sie an die Vorräte.

Dabei macht es für sie keinen Unterschied ob sie sich an den Vorräten von Süßigkeiten (wenn sie wissen, wo sich diese befinden) oder an den Vorräten im Kühlschrank bedienen.

Schimpfen oder Verbote helfen da wenig. Die optimale Lösung des Problems wäre zwar das Anbringen eines Schlosses, was aber einen erheblichen Aufwand erfordert. Auch kann so etwas das Vertrauensverhältnis zwischen Ihnen und Ihrem Kind schwächen.

Mein Vorschlag wäre ein Siegel anzubringen. Kaufen Sie sich Klebeetiketten in ausreichender Größe und lassen Sie diese von Ihrem Kind bemalen oder beschriften. Texte könnten sein „Nein", „Ich will abnehmen", „Mama möchte es nicht" oder „Ich will nicht", da sind der Fantasie keine Grenzen gesetzt. Mit diesem Etikett versiegeln Sie einfach die Kühlschranktür.

Der Anwendungstipp für Erwachsene!

Auch Erwachsene profitieren von einer Versiegelung. Sie dient sozusagen als „Naschbremse", müssen Sie doch erst das Siegel aufbrechen und habe somit die Gelegenheit, noch einmal zu reflektieren, ob Sie tatsächlich der Gewohnheit nachgeben wollen, ganz nebenbei und unnötig Ihr Kalorienkonto zu belasten. Übrigens lässt sich so ein Siegel auch an den Schrank mit den Süßigkeiten und Knabbereien anbringen.

Nur satt in den Supermarkt gehen

Ein beliebter Rat, der sicher nicht von der Hand zu weisen ist. Wer hungrig einkaufen geht, der kann sicher sein, dass er mehr in seinem Einkaufswagen findet, als geplant. Also erst nach dem Essen einkaufen! Mit gut gefüllten Magen lässt es sich leichter den zahlreichen Versuchungen standhalten. Dieser Rat ist zwar sinnvoll, aber wie soll man diesen umsetzen? Gleich nach dem Frühstück oder Mittagessen einkaufen gehen? Nach der Arbeit, man ist sowieso in der Stadt, erst in ein Lokal gehen und etwas essen?

Hier ein Vorschlag. Essen Sie vor dem Einkauf doch einfach eine Banane oder einen Apfel, diese füllen den Magen und, wenn Sie langsam essen und gründlich kauen, erhöht sich der Zuckerspiegel im Blut, wodurch ein Sättigungssignal ausgelöst wird. Auch hilft, kurz vor dem Einkauf ein Glas Wasser zu trinken. Ach ja, vorher einen Einkaufzettel schreiben und sich danach richten!!!

Tipps rund um das Essen und das Kochen!

Der volle Teller

Diesen Tipp kennen Sie bereits aus dem ersten Teil des Buches. Wie sieht es mit der Umsetzung aus? Schon einmal die einzelnen Versuche durchgeführt? Wenn noch nicht, dann tun Sie es doch einfach einmal.

1. Versuch

Füllen Sie, bei Ihrem nächsten Mittagessen, den Teller nur mit der Hälfte der sonst üblichen Menge. Nur zwei halbe Kartoffeln statt vier oder nur einen Kloß statt zwei und nur die Hälfte Ihrer üblichen Fleischportion. Was passiert? Wenn Sie Ihren halb leeren Teller anschauen, werden Sie das Gefühl haben, dass Sie davon unmöglich satt werden können. Sie werden den unwiderstehlichen Wunsch haben, ihren Teller wie gewohnt zu füllen. Des Weiteren werden Sie, wenn Sie nur diese reduzierte Menge essen, hungrig vom Tisch aufstehen.

2. Versuch

Sie füllen Ihren Teller wie gewohnt mit der Menge, die Sie auch sonst zu sich nehmen. Jetzt nehmen Sie die sich auf dem Teller befindlichen Nahrungsmittel und legen sie auf einen größeren Teller. Zum Beispiel auf einen Pizzateller oder auf eine Kuchenplatte. Auch jetzt werden Sie das Gefühl bekommen, dass sie von so einer optisch geringen Menge niemals satt werden können.

3. Versuch

Sie benutzen einen kleineren Teller als sonst üblich. Z.B. einen Kuchenteller. Hier geben Sie wieder nur die Hälfte Ihrer bisherigen Menge auf den Teller. Ihre übliche Menge würde sicher sowieso nicht auf den Teller passen. In aller Regel passiert jetzt gar nichts. Der Teller ist wohl gefüllt, obwohl die Menge deutlich geringer ist als gewohnt. Sie haben weder das Gefühl, nicht satt zu werden, auch werden Sie nach der Mahlzeit nicht mehr hungrig sein.

4. Versuch

Sie nehmen Ihren gewohnt großen Teller, aber nur die Hälfte der üblichen Menge, wie auch im ersten Versuch beschrieben. Der Unterschied zum ersten Versuch besteht darin, dass Sie jetzt die Nahrungsmittel möglichst locker über Ihren Teller verteilen. Das kleine Stück Fleisch können Sie z.B. in Scheiben schneiden. Die Scheiben legen Sie nebeneinander auf den Teller. Den Rand des Tellers bestreuen Sie mit etwas trockener Petersilie oder anderen Gewürzkräutern. Legen Sie an eine freie Stelle noch ein kleines Salatblatt mit einer Scheibe Tomaten. Auch jetzt wird in der Regel nichts passieren. Sie werden Ihren Teller leer essen und sich gesättigt fühlen wie immer, obwohl Sie deutlich weniger gegessen haben.

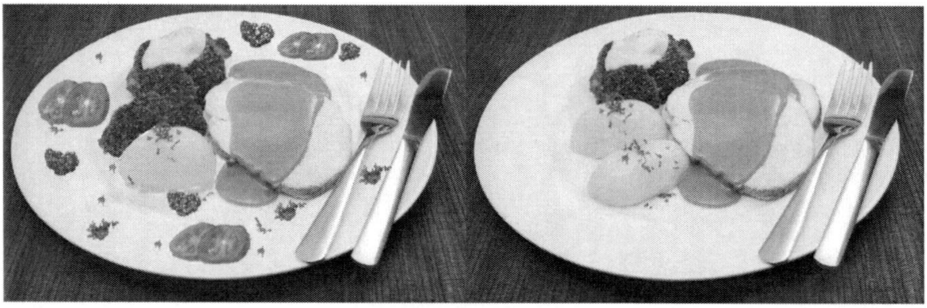

Sehen Sie den Unterschied? Wenn Sie genau hinsehen, dann werden Sie feststellen, dass auf dem einen, dekorierten Teller, eine Kartoffel und eine Scheibe Fleisch fehlt. Wenn man dann noch etwas Soße einspart, ist dies sicher nur die Hälfte an Kalorien, als auf dem vermeintlich „leeren" Teller.

Wer oder was ist eigentlich für Ihre Empfindungen bei den einzelnen Versuchen verantwortlich? ichtig, es ist eine unbewusste Steuerung auch Unterbewusstsein genannt. Über Jahre schöpfen Sie sich immer die gleiche Menge Suppe auf Ihren Teller. Nehmen immer die gleiche Anzahl Kartoffeln oder Klöße aus dem Topf. Ihr Teller ist immer mit der gleichen Menge gefüllt. Dieses Bild hat sich in Ihr Unterbewusstsein eingeprägt. Seit Jahren „wissen" Sie, dass Sie diese Menge sättigt. Dabei ist es völlig egal, ob ihre Energiespeicher leer oder voll sind. Ein Beispiel, das diese Aussage stimmt, ist, dass Testpersonen, obwohl sie erst vor wenigen Stunden gegessen hatten, also keinen Energiehunger haben konnten, wieder die gleiche Menge aufschöpften.

Woher weiß Ihr Unterbewusstsein überhaupt, dass Sie sich eine kleinere Menge aufgeschöpft haben? Besitzt es eine innere Waage? Nein natürlich nicht. In Ihrem Unterbewusstsein befindet sich ein Vergleichsbild. Es vergleicht die-

freie Fläche Ihres Tellers mit seinem gespeicherten Bild. Besteht weitgehende Übereinstimmung, wie bei Versuch drei und vier, wird es nicht aktiv. Jetzt haben Sie eine weitere Besonderheit des Unterbewusstseins kennen gelernt. Durch Ihre Erfahrung mit den vier Versuchen werden Sie sicher die Möglichkeiten erkannt haben, die in den Versuchen enthalten sind, um Ihr Normalgewicht zu erreichen.
Sie können immer einen kleineren Teller benutzen. Wenn Sie weniger auf Ihren immer benutzten Teller auflegen, können Sie die leeren Flächen mit Salatblättern füllen.
Ob dies eine optimale Maßnahme ist und auf Dauer hilft, werden Sie erfahren, wenn Sie diesen Tipp realisieren.

Anwendungstipp für Kinder.

Meist ist es doch so, dass Eltern ihren Kinder den Teller füllen. Leider wird dann als Maßstab für die Menge, das momentane eigene Hungergefühl genommen. Hier hilft sicher, wenn ihr Kind möglichst lange vom Kinderteller isst. Ist es bereits übergewichtig und füllt sich den Teller selbst, sind die oben beschriebenen Tipps ebenfalls wirksam.
Also kleiner Teller oder großer Teller und viele Beilagen.

Verwenden Sie kleineres Kochgeschirr!

Es kommt nicht darauf an was Sie essen, sondern wie viel Sie essen. Das bedeutet, dass Sie im Prinzip Ihre gewohnte Kost nicht verändern müssen, sondern lediglich die Menge reduzieren sollten. Wie Sie beim vorherigen Tipp bereits gelesen haben, gelingt dies mühelos, und ohne dass man das Gefühl hat, hungern oder auf etwas verzichten zu müssen.
Das Problem mit den kleineren Portionen auf dem Teller besteht darin, dass man mit ziemlicher Sicherheit gewohnheitsmäßig zu viel gekocht hat und dadurch etwas übrig bleibt. Wenn man gewohnt ist, alles, was gekocht wurde auch aufzuessen, kann dies dazu führen, dass man sich einen Nachschlag holt. Hier hilft der Trick mit dem kleineren Kochgeschirr.

Benutzen Sie einfach kleinere Töpfe und auch kleinere Pfannen! Auch dabei geht es darum, Ihrem Unterbewusstsein ein Bild anzubieten, welches dem gespeicherten „Mengenbild“ entspricht. Auch wenn es kaum zu glauben ist, es befindet sich genau die gleiche Menge in den beiden Pfannen.

Falls Sie in letzter Zeit festgestellt haben, dass Sie zunehmen, kann dies ebenfalls daran liegen, dass Sie seit einiger Zeit für weniger Personen kochen müssen, da Ihre Tochter oder Ihr Sohn ausgezogen ist. Gewohnheitsmäßig kochen Sie aber immer noch die gleiche Menge und essen diese dann eben auf, denn Sie sind ja daran gewöhnt, alle Töpfe auch leer zu essen. Abhilfe schafft auch hier, kleineres Kochgeschirr zu benutzen.

Kauen ... kauen ... kauen oder Fletschern!

Langsames Essen und gründliches Kauen heißt der Tipp. Der Vorteil besteht darin, dass die Nährstoffe bereits im Mund weitgehend aufgeschlossen werden. Zucker, also Kohlenhydrate werden bereits in der Mundschleimhaut aufgenommen. Dies verkürzt deutlich die Zeit, bis das Sättigungssignal erfolgt.

Horace Fletcher von Beruf Kunsthändler, war ein britischer Ernährungsreformer, der das gründliche Kauen der Nahrung zu einem wichtigen gesundheitsfördernden Prinzip erklärte. Fletcher litt einige Zeit unter deutlichem Übergewicht und diversen Beschwerden, ehe er um 1910 seine Kaumethode selbst erprobte, angeblich gesundete und erfolgreich abnahm. Der Schauspieler Jürgen Schilling griff diese Idee in seinem Buch „Kau Dich gesund“ wieder auf. Die nachfolgenden Empfehlungen beziehen sich auf Schillings Buch.

Zunächst kleine Bissen nehmen und gut einspeicheln. Erst dann mit den Zähnen mindestens 40 bis 50 Kaubewegungen machen. Der Bissen muss vollständig zu Brei oder ganz flüssig werden. Die Kaubewegungen sollten - zumindest am Anfang - gezählt werden, um eine volle Konzentration aufs Essen zu gewährleisten und Ablenkung zu vermeiden.

Ziel ist, bei gehöriger Übung 150 bis 200 Bewegungen zu schaffen, bis der jeweilige Bissen ganz aufgelöst, verflüssigt und ausgeschmeckt ist. Während des Kauens die Hände freihalten, kein Besteck und schon gar nicht den nächsten Bissen in den Händen halten. Rückstände, die sich nicht verflüssigen lassen, dürfen nicht geschluckt werden, sondern sind wie Kirschkerne oder Fischgräten wieder aus dem Mund zu nehmen. Auch Flüssigkeiten kann man, ähnlich wie ein Weinverkoster, kauen und „durchschmecken“.

Dadurch gelangt Nahrung nur als Brei in den Verdauungstrakt. Manche Ernährungswissenschaftler empfehlen, das Fletschern neben der Qualität der Nahrungsmittel als Element einer gesunden Ernährungsweise zu betrachten, das der Verhinderung von Übergewicht dienen kann. Soweit zu den Anwendungsrichtlinien für das „Schmauchen“ wie dieses Verfahren von Schilling genannt wird.

Inwieweit die beim Schmauchen angewendete „extreme“ Technik von Ihnen angewendet werden kann, müssen Sie selbst herausfinden.

Gründliches Kauen hilft aber in jedem Fall, die Nahrungsmenge zu begrenzen. Auch wenn bereits ausreichend Nahrung zugeführt wurde, dauert es in der Regel ca. 20 Minuten, bis das Gefühl der Sättigung eintritt. Dies bedeutet, dass je nach Umfang des momentanen Energiedefizits, erst das Signal erfolgt, dass wieder genügend Energie zu Verfügung steht, es sei denn, Sie beginnen ab heute jeden Bissen 20x zu kauen!

Dadurch verringern Sie die in den 20 Minuten aufgenommene Nahrungsmenge automatisch und werden trotzdem satt.

Anwendungstipps nicht nur für Singles

Machen Sie Ihre Nahrungsaufnahme grundsätzlich zu einem Genusserlebnis. Essen Sie nicht unter Zeitdruck. Wenn sich dieser nicht vermeiden lässt, dann essen Sie lieber gar nichts.

Keine Angst, Sie werden schon nicht verhungern. Übrigens werden Sie, wenn Sie bewusst ab und zu einige Fastenstunden einlegen, das heißt einfach einmal trotz eines gewissen Hungergefühls nicht zu essen, viel leichter mit den gefürchteten Heißhungerattacken fertig werden.

Hier noch ein Hinweis für alle diejenigen, die körperliche Symptome wie Schwindelgefühl, Magen- oder Kopfschmerzen bekommen, wenn sie eine Mahlzeit ausfallen lassen. Diese Beschwerden verschwinden recht schnell, wenn man ein Täfelchen Dextropur, also Traubenzucker, langsam im Munde zergehen lässt.

Anwendungstipp für Kinder

Dabei ist sicher Ihre Vorbildfunktion gefragt. Essen Sie schnell und kauen wenig, dann wird Ihr Kind dies auch tun. Oft hilft es, spielerisch Gewohnheiten zu ändern bzw. einzuüben.

Das Spiel könnte so heißen: „Wer hat die fleißigsten Zähne?“ Sie und Ihr Kind kauen bewusst lange, wobei Sie natürlich meist, aber nicht immer, verlieren werden und vor Ihrem Kind den Bissen schlucken.

Eine grundsätzliche Anmerkung zu diesen Tipps für Kinder. Natürlich kommt es auf das Alter und den Entwicklungsstand Ihres Kindes an, ob die Tipps für Kinder oder bereits für Erwachsene angewendet werden sollten.

Langsam essen!

Auch so ein Ratschlag, den Sie bereits hunderte Male gelesen und gehört haben. Wie sieht es aber mit seiner Umsetzung aus? Falls Sie den vorherigen Ratschlag in die Tat umgesetzt haben, dann werden Sie ganz automatisch langsamer essen.

Fast alle Menschen essen zu schnell und schlingen die viel zu großen Portionen in großen Brocken hinunter. Die Folgen können - im wahrsten Sinne des Wortes - gewichtig sein. Durch dieses Verhalten isst man über den Sättigungspunkt hinaus. Dies führt nicht nur zu einem unangenehmen Völlegefühl und Übergewicht, sondern ist auch der Gesundheit abträglich.

Denken Sie daran: Jede mit dem Essen zugeführte Energie wird von Ihrem Körper aufgenommen. Falls sie nicht verbraucht wird, speichert er sie gnadenlos in den Fettzellen.

Sicher ist es in der heutigen Zeit der Überflussgesellschaft nicht mehr notwendig, schnell zu essen, damit man noch einen Nachschlag ergattern kann, bevor die anderen Familienmitglieder alles aufgegessen haben. Soweit zu meiner Erinnerung aus Kindheitstagen. Bei acht Kindern in der Familie musste man schon schnell sein, damit man auch ausreichend zu essen bekam. Zumindest glaubte man dies, denn es war immer genug da und niemand brauchte hungrig vom Tisch aufstehen.

Anwendungstipps nicht nur für Singles

Eine Möglichkeit, wie man das Esstempo verringert haben Sie bereits kennengelernt, es ist das ausgiebige Kauen. Dies können Sie aber nur dann, wenn Sie nicht unter Zeitdruck essen. Vermeiden Sie diesen unbedingt.

Oft ist es doch so, dass wir zu bestimmten Zeiten essen. Zum Beispiel in der Kantine, während der Mittagspause. Passen Sie die Portionen oder das zu wählende Gericht einfach der zur Verfügung stehenden Zeit an.

Sie sind ja noch gewohnt, Ihren Teller leer zu essen.

Dies können Sie aber nur schaffen, wenn Sie schnell essen. Eigentlich schade, denn dadurch können Sie Ihr Essen nicht genießen.

Noch ein Tipp. Sie hören während des Essens Radio? Dann achten Sie einmal auf Ihr Esstempo, wenn flotte Musik gespielt wird. Sie werden feststellen, dass Sie schneller essen. Langsamer werden Sie essen, wenn ruhige Musik erklingt. Die Empfehlung lautet also, einen Sender wählen, der ruhige Musik sendet.

Anwendungstipp für Kinder

Kinder haben nie Zeit. Da sind es die Freundinnen oder Freunde, mit denen man sich verabredet hat oder im Kinderkanal läuft grade der wichtigste Film des Lebens.

Auch hier ist in erster Linie selbstverständlich Ihr Vorbild gefragt.

Wenn Sie selbst hektisch essen und nie Zeit haben, wird sich dies auf Ihr Kind übertragen.

Die Mahlzeiten sollten als ein Gemeinschaftserlebnis gestaltet werden. Kennen Sie auch diesen Spruch: „Während des Essens spricht man nicht!"?

Das Gegenteil sollte der Fall sein. Sprechen Sie mit Ihrem Kind über seine Erlebnisse im Kindergarten bzw. in der Schule. Erzählen Sie Ihrem Kind ruhig auch, was Sie während des Tages erlebt haben. Vermeiden Sie unbedingt die tägliche Zusammenkunft zum Essen, dafür zu nutzen „Erziehungsgespräche" zu führen. Ihr Kind wird sicher noch schneller essen, um diesen Gesprächen zu entgehen.

Übrigens ist es keinesfalls gesundheitsschädlich, wenn die Nahrung bereits abgekühlt ist, bevor sie den Magen erreicht. „Ess jetzt endlich, dein Essen wird sonst kalt!" Auch so ein Spruch aus meiner Kindheit, der mich zum Schlinger machte.

Mit Genuss essen!

Wann haben Sie ein Glas Wein wirklich mit Ruhe und bewusst genießend zu sich genommen? Genuss oder genießen hat etwas mit bewusstem Handeln zu tun. Der wahre Genießer beschäftigt sich mit dem Objekt seines Genusses, er wählt es bewusst aus.

Genuss und Naschen dürfen Sie sich erlauben!

Verbieten Sie sich niemals den Genuss nach dem Motto: „Ich muss ja abnehmen und dürfte dieses Stück Schokolade, dieses Bonbon oder dieses Eis nicht essen!" Wenn Sie es dann dennoch tun, haben Sie wahrscheinlich ein schlechtes Gewissen. Von Genießen kann dann wohl kaum noch die Rede sein.

Verbote, auch selbst auferlegte, bedeuten Verzicht.

Alles Verbotene übt einen besonderen Reiz aus, das gilt vor allem für das Essen. Wer Schokolade und Kekse vollständig vom Speiseplan streicht, der wird nach einiger Zeit einen Heißhunger entwickeln, der alle guten Vorsätze ins Wanken bringt. Haben einen die Schokoladengelüste erst einmal überwältigt, gibt es keinen Halt mit der Folge, dass man nicht ein Stück Schokolade isst, sondern eine ganze Tafel. Um dies zu verhindern, sollte man lieber gelegentlich, mit Genuss, einen Riegel Schokolade essen. Verzicht bedeutet Stress und Frust. Stress und Frust führen letztlich zum Abbruch jeder Diät oder sonstigen Bemühungen um das Normalgewicht.
Dies gilt ganz besonders für Kinder:

Anwendungstipp für Kinder

Nahrungs- und Genussmittel dürfen niemals als Instrument für eine Erziehungsmaßnahme missbraucht werden! Dies gilt für eine Belohnung ebenso wie für eine Bestrafung. Zu leicht rutscht es uns von den Lippen: „Wenn du brav bist, bekommst du ein Eis!" „Wenn du nicht sofort deine Hausaufgaben machst, bekommst du zwei Tage lang keine Schokolade!" Mit diesen Sätzen werden Verhaltensmuster geprägt, die ein ganzes Leben lang wirksam sind und nur mit Mühe abgelegt werden können.

Wenn schon naschen, dann bewusst naschen!

Nicht nur Kinder naschen gerne. Das Verlangen nach Süßem ist uns Menschen angeboren. Süßes zu essen ist angenehm und durchaus auch ein Stück Lebensqualität. Leider haben die süßen Sachen sehr viele Kalorien, so dass viele Süßigkeitenliebhaber früher oder später vor dem Problem stehen, die überflüssigen Pfunde wieder loswerden zu müssen.

Also auf alle Leckereien verzichten?

Ein paar süße Sachen darf man sich gönnen, aber man sollte sie genießen, nicht verschlingen. Was gar nicht so einfach ist, wie Sie ja selbst wissen. Hat man erst das erste Stück Schokolade im Mund, dann folgt schnell das zweite Stückchen, und ehe man sich versieht, hat man die halbe Tafel aufgegessen. Wie kann man da Abhilfe schaffen?

Ein chinesisches Sprichwort sagt: „Große Menge kleiner Genuss, kleine Menge großer Genuss!" Wer ohne zu überlegen ein Stück Schokolade nach dem anderen verschlingt, kann gar nicht genießen. Im Gegenteil, das schlechte Gewissen verdirbt einem noch den letzten Rest von Genuss, den man beim ersten Stück sicher noch verspürt hat.

Tipps für Erwachsene und Kinder

Studien belegen eindeutig, befinden sich Süßigkeiten im Blickfeld so kann man nur schwer widerstehen. Also alle Süßigkeiten aus dem Blickfeld entfernen. Im Vorratsschrank hinter andere Packungen verstecken. Dies führt dazu, dass Sie bewusst dem Verlangen nach etwas Süßem nachgeben können und nicht unbewusst, d.h. unkontrolliert große Mengen essen.
Wer viel hat, isst viel. Portionieren Sie deshalb große Mengen in kleinere Tütchen. Teilen Sie z.B. eine Tafel Schokolade in vier Teile. Gummibärchen, Bonbon oder Pralinen, packen Sie in kleine Tütchen um. Eine kleine Mühe mit überraschendem Resultat.

Spezielle Tipps für Kinder

Sie können eine bestimmte Menge an Süßigkeiten für einen Tag oder eine Woche mit Ihrem Kind vereinbaren. Es darf selbst entscheiden, wie es seinen Vorrat aufteilt. Hat es vor Ablauf des vereinbarten Zeitraums alles aufgegessen, dann sollten Sie auch konsequent sein und nicht nachgeben, wenn Ihr Kind eine zusätzliche Portion verlangt.
Bieten Sie dann Alternativen, wie z. B. ein Fruchtschaschlik, an.
Fruchtstückchen auf Schaschlikspieße gesteckt, erfreuen nicht nur den Magen, sondern auch Kinderaugen.
Kaufen Sie keine großen Mengen ein. Bewährt haben sich Packungen, in welchen kleinere Portionen einzeln abgepackt sind. Und noch einmal: Süßigkeiten nie als Belohnung für das brave Kind verwenden, z. B. weil es seinen Teller so brav leer gegessen hat, obwohl es ja eigentlich satt war und nur der Anordnung der Eltern gefolgt ist und den Teller widerwillig leer gegessen hat. Ebenso sollte der Entzug von Süßigkeiten als Strafe vermieden werden. Wenn Sie mit Ihrem Kind einkaufen gehen, dann vereinbaren Sie bereits vor dem Einkauf, dass es etwas Süßes bekommt. Dies verhindert zuverlässig die Quengelei an der Kasse.

Sie wollen wieder einmal essen gehen?

Selbstverständlich können Sie dies, auch wenn Sie abnehmen wollen. Übergewichtig wird man nicht, weil man es sich einmal gut gehen lässt. Natürlich sollte man sich nicht zu sehr gehen lassen und versuchen, etwas Kalorienärmeres zu bestellen. Sie müssen sich nicht mit einem Blatt Salat zufriedengeben, aber wer als Beilage weder Bratkartoffeln noch Pommes isst, hat bereits viele unnötige Kalorien gespart. Verlangen Sie doch einfach etwas mehr Gemüse oder Salat. Und ganz wichtig: Auch im Restaurant muss der Teller nicht immer leer gegessen werden.

Und nun der spezielle Tipp für Restaurantbesuche. Genießen Sie einfach die Atmosphäre und das Essen. Hier ein aufschlussreicher Vergleich.

Bilanz eines faden Fernsehabends

200 g geröstete Erdnüsse	ca. 1.160 Kcal
3 Gläser Cola	ca. 330 Kcal
oder 1 Fl. Bier 0,5 Liter	ca. 220 Kcal
oder 2 Gläser Wein 250 ml	ca. 150 Kcal

Insgesamt kann man leicht auf etwa 1.300 Kilokalorien kommen, was fast Ihrem Grundumsatz entspricht. Es lohnt sich durchaus einmal darüber nachzudenken, mit wie vielen unnötigen Kalorien, Sie am Abend zwischendurch Ihr Kalorienkonto belasten.

Im Vergleich dazu:

Ein Essen im Restaurant (Italiener), in netter Gesellschaft (Rindercarpaccio)

50 g Rinderfilet	ca. 60 Kcal
100 g Tomaten	ca. 15 Kcal
50 g Mozzarella	ca. 110 Kcal
50 g Weißbrot	ca. 120 Kcal
10 g Parmesan	ca. 35 Kcal
1 Tl. Olivenöl	ca. 50 Kcal
1/4 Liter Rotwein	ca. 75 Kcal
Gesamt	ca. 565 Kcal

Über die Qualität der beiden Beispiele, im Hinblick auf Lebensfreude und Genuss, muss man sicher nicht diskutieren.

Kein Hunger - kein Essen!

Hunger ist ein Signal, welches einen Energiebedarf des Körpers signalisiert. Fragen Sie sich einmal, wann Sie zuletzt echten Energiehunger hatten. Also ein Hungergefühl, weil Ihr Körper keine Energie mehr zu Verfügung hat. Wobei dies natürlich nicht vorkommt, denn gespeicherte Energie ist ja genügend vorhanden. Essen Sie wie die meisten Menschen nach der Uhrzeit?
So essen wir zur Mittagspause bei der Arbeit, oder um 12.00 Uhr, weil wir dann immer essen. Um 18 Uhr ist Abendbrotzeit und wir essen gewohnheitsmäßig, obwohl wir keinen Hunger haben.

Wenn wir wenigstens nur eine Kleinigkeit essen würden. Nein, meist verleiben wir uns das übliche und üppige Mahl ein. Dies gilt für das Mittagessen ebenso für das Frühstück oder das Abendessen. Wer schlank werden und bleiben will, sollte auf die Signale seines Körpers hören und nur essen, wenn er tatsächlich hungrig ist.

Versuchen Sie einmal, ein auftretendes Hungergefühl danach zu bewerten, ob ihr Körper damit tatsächlich einen bestehenden Energiehunger signalisiert, oder ob es sich lediglich um ein Gefühl handelt, welches gewohnheitsmäßig immer zu einer bestimmten Zeit auftritt. Selbst wenn es sich um „Energiehunger„ handeln würde, müssen Sie nicht gleich etwas essen. Trinken Sie stattdessen einfach ein Glas stilles Mineralwasser.
Keine Angst, Sie werden nicht verhungern. Im Gegenteil, Sie werden feststellen, dass das Hungergefühl nach einigen Minuten verschwindet, da Energie aus den Speicherzellen (Fettzellen) zurückgeholt wird. Probieren Sie diesen Tipp einfach mal aus, denn nur vom Lesen der Tipps werden Sie nicht abnehmen! Übrigens kann man diesen Tipp auch umsetzen, wenn man für die Kinder oder die Familie kochen muss.
Ach ja, Sie schaffen es nicht, ohne selbst etwas zu essen am Tisch zu sitzen, während es sich der Rest der Familie gut gehen lässt?
Ist schon in Ordnung. Dann essen Sie einfach etwas weniger und vor allem kauen Sie jeden Bissen langsam und gründlich durch.
In diesem Buch werden Sie noch viele unterschiedliche Abnehmtipps finden, so dass bestimmt der eine oder andere - auch von Ihnen - problemlos in die Tat umgesetzt werden kann.

Ein Tag ohne feste Nahrung?

Der Tag der Entlastung! Stellen Sie sich vor, Sie befinden sich in der Steinzeit. Vergangene Woche hatten Sie enormes Jagdglück. Sie haben ein Mammut erlegt. Sie und Ihre Sippe konnten sich richtig satt essen. Ihre körpereigenen Speicher, die Fettzellen, sind gut gefüllt. Genug Energiereserven für eine Zeit, in welcher Ihnen Diana, die Göttin der Jagd, nicht so hold sein wird. Diese Zeit beginnt jetzt! Trinken Sie Ihren Tee oder Kaffee in Ruhe aus. Auf jede weitere Aufnahme fester Nahrung werden Sie heute oder morgen verzichten müssen. Tut mir leid! Sie hatten eben kein Jagdglück. Wurzeln, Obst oder Gemüse war auch nicht zu finden. Nun werden Sie eben aus Ihren Reserven leben müssen, die ja reichlich vorhanden sind.

Das können Sie nicht? Ich bin überzeugt, dass Sie es können. Zum Glück haben Sie genug Wasser. Vergessen Sie nicht reichlich zu trinken. Ach ja, da Sie ja auf der Suche nach etwas Essbarem sind, bewegen Sie sich ja auch. Sie könnten ins Frei- oder Hallenbad, zum Schwimmen gehen. Auch ein langer Spaziergang bietet sich an. Wissen Sie noch, wo sich Ihr Heimtrainer befindet?

Anwendungstipp für Kinder

Kinder wissen in der Regel ganz genau, wann sie Hunger haben. Dies gilt in erster Linie natürlich für normalgewichtige Kinder. Es sind meist die Erwachsenen, die glauben, ganz genau zu wissen, wann, was und wie viel die Kinder essen sollten. Selbst wenn es darum geht, dass das übergewichtige Kind abnehmen sollte, hört man immer wieder den Satz: „Sonst ist du doch auch mehr!“ oder „Jetzt ess den Teller doch leer, das bisschen schaffst du doch auch noch!“ Auch Sie selbst kennen diesen Gedanken. Eigentlich sind Sie bereits satt, aber in Ihrem Unterbewusstsein hören Sie die Stimme Ihrer Mutter: „Was auf dem Teller ist, das musst Du auch aufessen!“ „Du hättest dir ja weniger aufschöpfen können!“ Ja, hätten Sie dies bloß getan!

Fette sind notwendig, um abzunehmen

Fett, Zucker, tierisches Eiweiß, Weißmehl, Milch oder Butter werden je nach Überzeugung der einzelnen Ernährungsberater verdammt. Dass, durch das Überangebot an Nahrung (zumindest bei uns), welche dazu noch industriell verändert und dadurch eigentlich keine Lebensmittel mehr sind, gesundheitliche Probleme auftreten, ist unbestritten. Kennen Sie den Unterschied zwischen Lebensmitteln und Nahrungsmittel? Lebensmittel dienen der Ernährung und der Gesunderhaltung unseres Körpers und sind nicht in irgendeiner Form verändert, entsprechen also Ihrer natürlichen Zusammensetzung. Nahrungsmittel dienen ausschließlich der Ernährung, können chemisch verändert sein und, weil industriell gefertigt, zahlreiche Zusatzstoffe enthalten.

Aber letztlich geht es nicht um den Ausschluss bestimmter Nahrungsbestandteile unserer Ernährung, sondern um die Zusammensetzung. Man könnte vereinfacht sagen, von allem alles aber von nichts zu viel ist sicher ein guter Rat.

Nun gibt es Diäten, die weitgehend den Genuss von Fetten verbieten. Doch Fette sind notwendig, um z.B. die fettlöslichen Vitamin A, D, E und K aufzunehmen. Außerdem sind sie auch Geschmacksträger. Fettarmer Käse schmeckt nun einmal langweilig. Aber wussten Sie, dass Fett in der Nahrung auch hilft, Körperfett zu mobilisieren. Das heißt natürlich nicht, dass Sie eine fettreiche Ernährung bevorzugen sollten.

Ohne Fett kein Fett weg!

Fette sind notwendig für die Fettstoffwechselregulation. Seitdem es Ernährungsberater gibt, besteht eine babylonische Verwirrung, nicht die unterschiedlichsten Sprachen sind hier gemeint, sondern die verwirrende Anzahl angeblich gesunder Ernährungskonzepte. Nehmen wir einmal die Empfehlung kein Fett zu essen unter die Lupe.

Manu Chankravarthy und seine Kollegen von der Washington-Universität haben herausgefunden, dass gar kein Fett in der Nahrung mehr Schaden als Nutzen bringt. Hier wurde zwar ein Versuch mit Mäusen angeführt, denen genetisch ein Enzym fehlt, das in der Lage ist, aus Zucker Fettsäuren zu bilden. Fettsäuren sind als Bausteine für Zellmembranen und viele andere körperliche Funktionen unverzichtbar. Ohne Fettsäuren kann kein Organismus überleben. Die Mäuse fütterten Chankravarthy und Kollegen nun zudem mit völlig fettfreier Kost - was die Tiere eigentlich schlank halten sollte. Aber welche Überraschung: Während eine Kontrollgruppe, die mit vielseitig gemischter Nahrung ernährt wurde, unauffällig blieb, entwickelten die völlig fettsäurefreien Nager Fettablagerungen in der Leber sowie weitere Stoffwechselstörungen. Unabhängig von weiteren verblüffenden Ergebnissen, deren ausführliche Beschreibung diesen Rahmen sprengen würde, haben die Forscher erkannt, dass nur Nahrungs- oder im Körper produzierte Fettsäuren regulatorisch wirksam sind. Auch altes Speicherfett kann offenbar nur dann zum Abbrennen freigegeben werden, wenn neues Fett einen regulatorischen Impuls dazu liefert. Also gilt auch hier der

Ausspruch von Paracelsus: „Ein jedes Ding ist ein Gift. Allein die Dosis macht, ob ein Ding ein Gift sei“

Der Tipp nicht nur für Erwachsene

Wenn wir über den Nutzen von Fetten reden, dann bedeutet dies nicht, dass man sich die Butter fingerdick auf das Brot schmiert, oder den Fettrand des Koteletts mitessen muss. Übrigens lässt sich Butter dünner auf das Brot streichen, wenn sie nicht zu kalt ist. Achten Sie auch auf versteckte Fette in Fertiggerichten oder der Wurst. Beim Braten möglichst wenig Fett benutzen und auf die Panade verzichten. Spiegeleier kann man auch ohne Fett braten. Einfach in eine beschichtete Pfanne etwas Mineralwasser mit Kohlensäure geben. Das gilt auch für die Bratwurst. Zum Bräunen der Wurst reicht das Fett, welches beim Erhitzen der Wurst, aus dieser austritt.
Ihren Braten können Sie im Römertopf oder in Alufolie bzw. Bratenfolie garen. Bei der Alufolie achten Sie darauf, dass Sie eine Folie benutzen, die nicht mit einer dünnen Schicht Kunststoff versehen ist. Dies ist bei den meisten Alufolien der Fall. Es gibt spezielle Grillfolie, die sich zum Garen von Fleisch oder Fisch eignet.

Der Genießer beschäftigt sich mit dem Objekt seines Genusses!

Ich mag Braten aus der Folie. Entweder größere Braten in der Sicht-Bratfolie an den Ecken zuklammern, einstechen oder kleinere Fleischstücke in der Alufolie garen. Folienbeutel vorbereiten, d.h. Alufolie doppelt nehmen, Beutel von 3 Seiten umbiegen, zum Füllen auf einer Seite offen lassen. Gemüse kleinschneiden, in die Folie geben, gewürztes Fleisch drauflegen, etwas Fleischbrühe einfüllen, Beutel verschließen, 2x einstechen, auf das Backblech legen und bei ca. 150° C ca. 1 ½ - 2 Stunden “vergessen”.

Rezept Braten in der Folie

1 kg Schweinebraten aus der Schulter,
Salz, weißer Pfeffer, 1 TL Senf,
2 bis 3 Salbeiblätter, 1/2 TL getrockneter Majoran,
1 Knoblauchzehe, Schale einer 1/2 unbehandelten Zitrone,
8 kleine oder 4 große Zwiebeln, 1 Bund Suppengrün,
1 großes Stück Bratfolienschlauch oder Alufolie.
Das Backrohr auf 200 Grad vorheizen, den Rost dabei herausnehmen. Das Fleisch rundum mit Salz, Pfeffer und Senf einreiben. Die Kräuter fein hacken

bzw. zerbröseln, die geschälte Knoblauchzehe zerdrücken. Mit der abgeriebenen Zitronenschale vermischen, alles auf dem Braten verteilen. Die Zwiebeln schälen. Kleine Zwiebeln halbieren, große vierteln. Das Suppengrün putzen, waschen und grob zerschneiden. Das Fleisch in ein ausreichend großes Stück Folienschlauch geben, das Gemüse rundherum verteilen. Die Folie an den Enden gut verschließen und ein- bis zweimal mit einer Stecknadel einstechen. Das Folienpaket auf den Rost legen und in das vorgeheizte Rohr schieben. Den Braten 90 Minuten garen. Dann das Folienpaket auf einen großen Teller geben und oben rundherum aufschneiden. Das Fleisch herausnehmen, in Scheiben zerteilen und mit dem Gemüse auf einer Platte anrichten. Als Beilage Rotkraut und Knödel oder Salzkartoffel servieren.

Müssen Sie Kalorien oder Punkte zählen?

Der Brennwert, oder die verwertbare Energie, eines Nahrungsmittels wird bekanntlich in Kalorien oder Joule angegeben. Stellen wir uns die Frage, ob konsequentes Zählen der Kalorien sinnvoll ist? Beantworten wir diese Frage mit ja, so müssen wir wissen:

1. Wie viele Kalorien benötigt Ihr Grundumsatz?
2. Wie viel Kalorien benötigen Sie für Ihre tägliche Leistung?
3. Wie viele Kalorien enthält die zugeführte Nahrung?

Über die beiden ersten Punkte haben Sie ja schon etwas erfahren. Wobei die errechneten Werte ja immer nur ungefähre Werte sind.
Versuchen wir jetzt, eine Antwort auf den dritten Punkt zu finden. Nicht so schwierig meinen Sie?

Dafür gibt es doch Tabellen. Wir nehmen uns also eine Tabelle und schlagen die Seite mit den Fleischprodukten auf. Hier steht, dass 100 Gramm Bratwurst 383 Kalorien haben. Dummerweise fällt uns noch eine andere Tabelle in die Hand. Dort lesen wir aber, dass 100 Gramm Bratwurst 364 Kalorien haben. Macht nichts werden Sie sagen, die Wurst ist ja auch immer unterschiedlich zusammengesetzt. Genaues kann man deshalb auch nicht sagen. Stimmt. Nehmen wir deshalb ein Nahrungsmittel, welches immer gleich zusammengesetzt sein dürfte, den Aal. In denselben Tabellen finden wir für rohen Aal in einer Tabelle 259 kcal und in der anderen 299 kcal. Also auch hier ein erheblicher Unterschied. Ist es demnach wirklich sinnvoll, die einzelnen Nahrungsbestandteile genauestens abzuwiegen und die Kalorien auszurechnen? Ich denke nein.

Sie wollen sich trotzdem die Mühe machen und abwiegen, vergleichen und rechnen. Grundsätzlich ist sicher nichts dagegen einzuwenden. Solange Ihre natürlichen Regelmechanismen noch nicht wieder optimal funktionieren, sind derartige Zahlenspiele als Hilfsmittel akzeptabel. Aber eben nur vorläufig.

Keinesfalls sollten Sie sich ihr Leben auf Dauer mit dem Zählen von Kalorien und ständigem Abwiegen Ihrer Nahrung vermiesen. Essen kann schließlich auch ein genussvolles Erlebnis sein - wenn Sie es wollen.

Mein Rat ist:

Lassen Sie das Kalorienzählen schon jetzt. Sie sollten lernen, unterbewusst ihre Nahrung auszuwählen. Grundsätzlich sind hierfür nur wenige Fakten notwendig. Es reicht aus, wenn Sie alle Nahrungsmittel in drei Gruppen einteilen. Unnötige Genussmittel Nahrungsmittel mit durchschnittlichem Kaloriengehalt Kalorienarme Nahrungsmittel

Am Leichtesten haben Sie es sicher mit den unnötigen Nahrungs- bzw. Genussmitteln.

Stopp, nur ganz selten und in kleinen Mengen genießen:

1. Zuckerhaltige Süßigkeiten aller Art, zuckerreiche Müsliriegel, zuckerreiche Frühstücksceralien
2. Fetthaltige Süßigkeiten (Schokolade, Pralinen)
3. Fetthaltiges Gebäck (z.B. Berliner, Blätterteiggebäck, Kekse, Torten, fetthaltiger Kuchen)
4. Frittierte Lebensmittel (z.B. Kroketten, Pommes frites, Chips, fetthaltiges Knabbergebäck)
5. Fettreiche Fleisch- und Wurstwaren (z.B. Brat- und Bockwurst, Gehacktes, Leberwurst, Salami, Speck, Schwarzwälder Schinken)
6. Fetthaltige Milchprodukte (Käse, Sahne, Sahnejoghurt)
7. Süße, fetthaltige Brotaufstriche (z.B. Nutella)
8. Zuckerhaltige Limonaden, Coca Cola, Fruchtsaftgetränke, Eistee, ungemischte Säfte
9. Margarine, Öl, Butter
10. Alkohol

Denken Sie an das chinesische Sprichwort: „Kleine Mengen großer Genuss - große Mengen kleiner Genuss."

Tatsächlich schmecken nur die ersten zwei - drei Bissen richtig gut. Danach sind die Geschmacksnerven bereits abgestumpft, wie Untersuchungen eindeutig beweisen. Das ist ja auch der Grund, dass derjenige, der in der Küche steht und die Mahlzeiten zubereitet, oft das Gericht versalzt oder zu stark würzt, wenn er ständig probiert.

Anwendungstipp

Um tatsächlich die verzehrte Menge an Genussmitteln zu begrenzen, setzen Sie diese Tipps in die Tat um.

- Aus den Augen aus dem Sinn!
- Vermeiden Sie die Süßigkeitenschale auf dem Tisch, die Schokoladenvorräte gleich vorne im Schrank. Je leichter der Zugang zu den Dickmachern für Sie ist, desto öfter werden Sie dansch greifen.
- Schaffen Sie alle Dickmacher aus Ihrem Gesichtsfeld, ob im Büro oder zu Hause bei Ihnen.

Und portionieren Sie!

Die Studien von Brian Wansink haben eindeutig bewiesen, dass große Mengen (Großpackungen, die Tafel Schokolade oder Tüte Chips auf dem Tisch) dazu verleiten, immer wieder zuzugreifen.

Also niemals aus der Tüte die Chips essen. Füllen Sie eine Portion in ein Schälchen und legen Sie die Tüte wieder in den Vorratsschrank. Teilen Sie die Tafel Schokolade in mehrere Portionen auf. Die einzelnen Kästchen teilen Sie noch einmal mit einem Messer durch. Dasselbe machen Sie mit Mars und Co. Immer eine Portion in viele kleine Portionen aufteilen und den Rest möglichst weit weg legen.

Der Tipp für Kinder.

Ihr Kind möchte ein Milky Way etc.?

Halbieren, Dritteln oder Vierteln Sie den ganzen Riegel. Sie ersparen sich den Stress, der nach Ihrem „Nein" ganz sicher kommt, und reduzieren gleichzeitig die Kalorienaufnahme Ihres Kindes. Gummibärchen oder Bonbons packen Sie in kleinere Tüten um. Und auch hier gilt, aus den Augen aus dem Sinn. Süßigkeiten etc. gehören ganz nach hinten im Vorratsschrank mit möglichst vielen anderen Sachen davor und niemals ins Kinderzimmer.

Hunger trotz übermäßigem Essen?

Sie kennen bestimmt das Problem des ständigen Hungers. Bereits kurze Zeit nach einer Mahlzeit stellt sich wieder ein Hungergefühl ein. Energiehunger kann es ja wohl nicht sein. Sie haben ja erst vor kurzer Zeit genügend Nährstoffe wie Kohlehydrate, Eiweiß und Fette zugeführt. Außerdem sind Ihre körpereigenen Energiespeicher gut gefüllt. Warum dann aber dieser ständige Hunger? Wonach hungert Ihr Körper? Was fehlt ihm? Da der Großteil unserer Nahrungsmittel industriell hergestellt oder verändert ist, fehlt im Lebensenergie. Dies beginnt beim Morgenbrötchen oder den „so gesunden“ Frühstücksceralien, mit welchen wir uns und unsere Kinder ernähren (?).

Der Anteil an lebender Nahrung (Lebensmittel) ist beim Mittagessen meist verschwindend gering. Der kleine Beilagensalat erfüllt in keinem Fall die Anforderung für eine gesunde Ernährung. Im Prinzip fehlt dem Körper die „Lebensenergie“, die nur in naturbelassenen Nahrungsmitteln vorhanden ist. Erhöhen Sie deshalb den Anteil „lebendiger Nahrung“!

Warum ist lebendige Nahrung notwendig?

Die Antwort auf eingangs gestellt Frage finden wir bei Erwin Schrödinger (1887-1961). Schrödinger war Quantenphysiker, erhielt den Nobelpreis in Physik 1933 und schrieb 1944 das Buch „Was ist Leben?“ Darin schrieb er: „Das Nahrungsmittel bringt nicht nur Energien in den Körper, sondern hat eine Bedeutung, die weit über diese kaloriemetrische Bedeutung hinaus geht.“ Damit meinte er, dass die Nahrung nicht nur aus Kohlehydraten, Mineralstoffen und Vitaminen besteht, sondern noch etwas anderes enthalten muss als bloße Energie in physikalischer Form. Was also fehlt, sind lebendige Nahrungsmittel. Fertignahrung auch Gekochtes und Gebratenes lebt nicht mehr. Wichtig bei Ihrer Ernährung ist deshalb „Rohkost“ zu jeder Mahlzeit und darüber hinaus auch öfters als Hauptgericht. Das kann ein gemischter Salat sein, wobei einige gebratene Hähnchenbruststreifen sicher nicht stören.

Öfter wieder einmal eine Suppe

Suppen sind Sattmacher und lassen sich hervorragend portionsweise einfrieren. Also immer große Mengen zubereiten.

Wenn möglichst wenig Kalorien satt machen sollen, gibt es kaum eine bessere Mahlzeit als eine Suppe. Ideal sind Gemüsesuppen wie z.B. diese Minestrone, da sie reich an Geschmack wie auch an Nähr- und Ballaststoffen sind. Weil sie eben viele Fasern und zudem viel Wasser enthalten. Heiß und langsam genossen sättigen Suppen im Verhältnis zu ihrem Kaloriengehalt besonders gut.

Hier ein Rezept. Getreu unserem Motto ohne Kalorienangabe. Aber es sind deutlich unter 500 Kcal.

Minestrone - italienische Gemüsesuppe mit Tomaten!

Die italienische Gemüsesuppe, ein Gericht mit tausend möglichen Variationen. Ich habe in Italien einmal nach dem Rezept einer besonders gut schmeckenden Minestrone gefragt. Die Antwort war eigentlich nicht verblüffend. „Alles, was der Garten oder Großmarkt hergibt."

Zutaten für eine 8 bis 10 Personen Minestrone (portionsweise einfrieren - immer verfügbar)

1,5 l Gemüsebrühe
100 g Erbsen
100 g Zucchini
100 g kleingeschnittene Tomaten
85 g gebrochene Spaghetti oder andere Nudel
60 g durchwachsener Speck
50 ml Olivenöl
3 Knoblauchzehen
3 Zwiebeln
2 Selleriestangen
2 Karotten
2 kleine Kartoffeln.
2 EL Tomatenmark
1 Bund Basilikum
Salz, Pfeffer, geriebener Parmesan

Zubereitung der Minestrone:

Zuerst werden Knoblauch, Zwiebeln, Sellerie, Karotten, Kartoffeln, Erbsen, Zucchini und Speck in Würfel geschnitten. Den Speck in etwas Öl anrösten, dann Knoblauch und Zwiebeln dazugeben. Nach ca. 2 Minuten Sellerie, Karotten und Kartoffeln hinzufügen und auch diese kurz mitbraten. Dann kommen die Erbsen und Zucchini dazu. Wenn das Gemüse gut angebraten ist, zugedeckt ca. 15 Minuten lang garen. Ab und zu umrühren und abschmecken. Jetzt mit Gemüsebrühe aufgießen, mit Tomatenmark und Basilikum würzen und die Spaghetti dazugeben. Die Minestrone noch einmal kurz aufkochen und anschließend

wieder ca. 15 Minuten köcheln lassen. Beim Servieren die Minestronesuppe mit dünn geschnittenem Parmesan garnieren.
Dieses Rezept können Sie natürlich auch, was die Gemüsezutaten betrifft, abwandeln. Sie mögen es mit Fleisch? Eine Hühnerbrust oder Suppenfleisch (ohne Fett) würfeln und mitkochen. Das Suppenfleisch vorher bereits in der Gemüsebrühe ca. 30 Minuten köcheln lassen und dann erst die Zutaten hinzufügen.

Abnehmen können Sie nur über den Kopf!

Bekanntlich beginnt das organische Verdauungssystem ja oben am Kopf. Es ist Ihr Mund. Alle Nahrungsmittel, die durch diese „Tür" in den Körper gelangen, werden aufbereitet und zu nutzbarer Energie umgewandelt. Diese Umwandlung geschieht komplett, egal ob Sie diese Energie benötigen oder nicht. Benötigt Ihr Körper diese Energie nicht, wird sie in entsprechende Zellen gelagert.

Diese Zellen sind die Ihnen ja bestens bekannten Fettzellen. Befassen wir uns mit einer Etage über dem Mund, demnach mit Ihrem Gehirn.

Schon etwas abgenommen - jetzt steht aber das Gewicht?

Warum nehme ich nicht weiter ab?
Sie kennen das sicher. Sie haben zügig abgenommen aber eines Tages stellen Sie fest, dass der Zeiger der Waage wie festgeklebt ist. Wenn überhaupt sinkt das Gewicht kaum noch. Was ist passiert? Sie essen nach wie vor kontrolliert, führen Ihr Bewegungsprogramm durch und trotzdem nehmen Sie nicht ab. Die logische Erklärung ist, dass Ihr Energiekonto zwischen aufgenommener und verbrauchter Energie ausgeglichen ist. Dadurch, dass Sie weniger Gewicht bewegen müssen, verbrauchen Sie auch nicht mehr so viel Energie. Jetzt ist es an der Zeit, erneut die Ernährungsgewohnheiten zu überprüfen, bzw. das Bewegungskonto aufzustocken.

Das Gegenteil tun und abnehmen!

Wir alle kennen das: Wir fassen Vorsätze, die dann sehr rasch wieder fallengelassen werden. Und wir machen uns anschließend Vorwürfe, dass wir sie nicht einhielten. Hier einige Tipps, wie Sie Vorsätze scheitern lassen können:

1. Es ist sinnvoll, wenn Sie genügend Vorräte im Haus haben.

Kühltruhe, Kühlschrank und Süßigkeitenschublade sollten stets gut gefüllt sein. Wenn unerwarteter zu Ihnen kommt, kommen Sie nicht in die Verlegenheit, nichts anbieten zu können. Falls länger kein Besuch kommt, müssen Sie die

Vorräte selbst aufessen, wenn das Haltbarkeitsdatum abläuft. Machen Sie sich keine Gedanken über Ihr Gewicht. Morgen ist ja auch noch ein Tag.

2. Sammeln Sie Rezepte und Kochbücher.

Empfehlenswert ist es auch, möglichst viele Kochbücher und gesammelt Rezepte aus diversen Zeitschriften zu sammeln. Während Sie sich die buten Bilder bei der Suche nach einem kalorienarmen Rezept ansehen, entwickeln Sie sicher den notwendigen Appetit um die doppelte Portion verzehren zu können.

2. Unerreichbare Ziele helfen das (Über)Gewicht zu halten.

Nehmen Sie sich vor, bis zu Ihrem Strandurlaub in 4 Wochen 20 kg abzunehmen. Dieses Ziel werden Sie unter Garantie nicht erreichen. Aber Sie haben dann die Entschuldigung dafür, dass Sie es ja versucht haben und es sicher nicht an Ihrem Willen liegen kann, warum Sie nicht abnehmen. Es muss wohl doch an irgendeiner Krankheit oder den Genen liegen, dass Sie übergewichtig sind.

3. Noch besser ist es, wenn Sie sich vornehmen, viele Dinge gleichzeitig zu ändern.

Sie könnten etwa den Vorsatz fassen, ab sofort jede Woche schwimmen zu gehen, täglich Rad zu fahren und einmal in der Woche einen Fastentag einzulegen. Außerdem keine Süßigkeiten essen und auf das Abendbrot verzichten. Mit diesem Programm sind Sie garantiert überfordert und wieder haben Sie den Beweis erbracht, dass es nicht an Ihnen liegt, wenn Sie nicht abnehmen. Denn Sie haben Ihren guten Willen ja gezeigt.

4. Am besten, Sie streichen Ihre Lieblingsspeisen von Ihrem Speisezettel.

Wenn schon, denn schon. Jetzt wollen Sie es wissen. Wenn Sie zum Beispiel gern Schokolade essen, verbieten Sie es sich. Wenn Sie Fleisch mögen, essen Sie streng vegetarisch. Wussten Sie schon, dass, wenn Sie sich fest vornehmen keine Schokolade zu essen, nur noch an Schokolade denken können. Diesen Gedanken können Sie nicht abschütteln und Sie werden die Schokolade essen.

5. Bewährt hat sich auch, den Beginn mit dem Abnehmen wollen, möglichst weit in die Zukunft zu verschieben.

Dann könnten Sie sich doch etwas Zeit lassen. Die Geburtstagsfeier nehmen Sie noch mit. Schieben Sie das Abnehmen immer noch ein wenig weiter vor sich her. Sicher kommt noch ein Geburtstag, eine Hochzeit oder Taufe und dann sind ja die nächsten Feiertage bereits in Sicht. Man liest ja allenthalben, dass man sich mit dem Abnehmen Zeit lassen sollte.

6. Sagen Sie sich immer vor, was Sie alles tun müssen!

Das baut so richtig Zwang auf. Epikur hat gesagt: „Zwang ist ein Übel. Aber niemand zwingt uns, unter Zwang zu leben." Also, warum sollten Sie sich zu etwas zwingen. Andere müssen auch nicht auf all die guten Sachen verzichten. Es ist doch im Übrigen nicht einzusehen, warum Sie verzichten müssen! Sie sind alt genug und müssen sich von niemand sagen lassen, was Sie zu tun haben.

Sättigungssignale beachten!

Säuglinge und Kleinkinder können es noch: Sie essen wenn sie Hunger haben und hören auf, wenn sie keinen Hunger mehr haben. Sie reagieren auf ihre inneren Signale.

Auch Sie sollten lernen, auf Ihre inneren Signale zu hören. Ein Beispiel: Sie haben es sich an einem Wochenende gut gehen lassen und dabei über Ihren Energiebedarf gegessen. Am Montag verspüren Sie keinen Hunger. Warum, auch? Ihre Energiespeicher sind ja noch gefüllt. Aber aus purer Gewohnheit essen Sie. Zum Frühstück die gewohnte Menge, mittags zur gewohnten Zeit und natürlich auch am Abend. Hören Sie doch auf Ihre Körpersignale und legen Sie einfach einen Tag des Mangels ein.

Anwendungstipp für Kinder

Zwingen Sie niemals Ihr Kind dazu, trotzdem zu essen, obwohl es sagt, dass es keinen Hunger hat.

Zwingen Sie niemals Ihr Kind dazu, den Teller leer zu essen, egal ob Sie ihm den Teller gefüllt haben oder es ihn selbst gefüllt hat.

Falls Sie ihrem Kind noch den Teller füllen, legen Sie nicht zu viel darauf. Wenn es den Teller leer gegessen hat, fragen Sie niemals, ob es satt ist, oder noch etwas haben will.

Zwingen Sie niemals Ihr Kind dazu, zu essen, nur weil es die übliche Zeit für das Mittagessen oder Abendbrot ist.

Sind Sie nachsichtig, wenn es zwar zum Mittagessen wenig oder nichts gegessen hat, aber nach zwei Stunden etwas essen will, weil es Hunger hat.

Eignen sich Vorbilder als Motivationshilfe?

Es ist völlig in Ordnung, sich an Mitmenschen zu messen. Vorbilder aus unserer Verwandtschaft dienten unseren Eltern als Erziehungshilfe. Wenn wir dieses oder jenes tun, brav lernen und immer folgsam sind, werden wir so erfolgreich wie Onkel Otto. Wenn wir dieses oder jenes nicht lassen und nicht hören wollen, wird es uns genauso schlecht ergehen wie Tante "Duweißtschonwie". Ihren richtigen Namen sprach niemand in der Familie mehr aus. Später haben wir uns dann eigene Vorbilder gesucht. Selbst Pflanzen sollen Vorbilder haben. So berichtete mir ein alter Förster, dass auf Flächen, die abgeholzt werden, einige der schönsten und höchsten Bäume stehen bleiben durften. Diese Bäume sollten den neu gesetzten Bäumchen als Vorbild dienen. Frei nach dem Motto: "Seht Ihr, so schön und groß sollt Ihr auch einmal werden!" Diese kleine Geschichte des Försters fiel mir ein, als ich zufällig Zeuge eines Gesprächs zwischen zwei recht übergewichtigen Damen wurde. "Schau mal Erika, so dick wie die da sind wir doch noch lange nicht", wobei sie mit ihrem Löffel auf eine am Tisch vorbeigehende sehr korpulente Frau deutete. Unter dem bestätigenden Nicken ihrer Begleiterin versenkte sie dann den als Zeigestock missbrauchten Löffel in ihrem Eisbecher und anschließend in ihrem Mund. Sie können selbstverständlich über dieses Verhalten lächeln. Aber haben Sie sich nicht auch schon bei solchen Vergleichen ertappt? Sie werden nichts erreichen, wenn Sie sich an Personen messen, die übergewichtiger sind als Sie. Das Gegenteil ist der Fall, denn Sie werden langsam aber sicher weiter zunehmen. Schließlich finden sich immer wieder Menschen, die dann wieder dicker sind als Sie.

Suchen Sie sich positive Vorbilder!

Orientieren Sie sich bei der Auswahl Ihrer Vorbilder an Personen, die in etwa ihrer Größe und Konstitution entsprechen. Es ist völlig sinnlos, einem Bild hinterher zu jagen, das man nie erreichen kann. Wenn Sie einen kräftigen Knochenbau haben, werden Sie niemals die Figur eines abgemagerten Models erreichen. Sehen Sie sich in Ihrem Bekanntenkreis um. Sicher finden Sie dort Personen, die einige Kilo leichter sind als Sie. Auch wenn Sie 20 oder mehr Kilo abnehmen wollen, sollten Sie nicht zu große Abstände zu Ihren Vorbildern haben. Dies gilt für das Gewicht und auch für das Alter.

Stecken Sie Ihre jeweiligen Etappenziele nicht zu weit.

Sie sollten Ihre Traumfigur nicht gleich im ersten Anlauf erreichen wollen. Ihren Weg zum Idealgewicht will ich einmal mit dem Hobby eines Bastlers vergleichen, der Modellflugzeuge baut. Zunächst wird er sich nicht an sein Traummodell wagen. Er wird seine Erfahrung erst an leichter zu bauenden Konstruktionen sammeln. Auch Sie sollten nicht gleich Ihre Traumfigur im ersten Anlauf erreichen wollen.

Wenn Sie ein Etappenziel auf dem Weg zu Ihrem Ziel erreicht haben, ruhen Sie sich zunächst etwas aus. Das heißt, Sie sollten zunächst einmal das erreichte Gewicht stabilisieren. Auf dem weiteren Weg zu Ihrem Idealgewicht werden Sie aus dem Katalog der Tipps, Hilfen und Anregungen nur diese auswählen, die von Ihnen mühelos realisiert werden können. Anmerkung: Der Begriff Traumfigur ist falsch. Ein Traum hat nichts mit der Wirklichkeit zu tun. Löschen Sie den Begriff "Traumfigur" aus Ihrem Gedächtnis. Ersetzen Sie ihn durch den Begriff *"Meine persönliche Idealfigur"!* Jeder Körper ein spezifisches Baumuster. Ihr Körper kennt dieses Muster genau. Über den Begriff "Meine persönliche Idealfigur", werden Sie genau diese Figur unbewusst und zwanglos erreichen.

Auch Gefühle steuern unser Essverhalten.

Manchmal sind wir unzufrieden mit unserem Leben. Wir tun alles für die Familie und versuchen es jedem recht zu machen. Dabei vergessen wir uns häufig selbst und unsere eigenen Bedürfnisse. Um dieses Defizit auszufüllen, stürzen wir uns auf Süßigkeiten, Snacks oder essen einfach zu viel.
Es macht sicher Sinn, einmal darüber nachzudenken, ob man nicht etwas egoistischer werden sollte.
Hier eine Geschichte von mir.

Otto der Ball

Ich bin Otto der Ball. Als eine Kugel, die ich ja auch bin, besitze ich die optimale geometrische Form. Wenn man so will, bin ich eine dreidimensionale Weiterentwicklung eines Kreises. Schon während meiner Geburt wurde mir bestätigt, dass ich pflegeleicht wäre, da ich dabei die wenigsten Schmerzen verursacht habe. Meine Geschwister, das Rechteck, das Quadrat und der Stern machten es meiner Mutter nicht so leicht. Auch während meiner Kindheit war ich immer pflegeleicht. Ein kleiner Anstoß genügte, und ich rollte in die vorgegebene Richtung. War ja auch nicht schwer mich zu bewegen, da meine Bodenhaftung ja nur aus einer kleinen punktförmigen Fläche besteht und nur einen geringen Widerstand verursacht. Wie schon gesagt, ich besitze die ideale Form. Ja, irgendwann rollte ich schon von alleine in die gewünschte Richtung. Intuitiv spürte ich, was von mir erwartet wurde. Was mir nie leicht fiel, zu meinem eigenen Ziel zu rollen. Wobei ich eigentlich nie so richtig wusste, wie ich meine Ziele definieren sollte. Kurz, mir viel es immer schwer, meinen eigenen Weg

zu rollen. Im Laufe der Zeit verlor ich immer mehr Luft und lag eines Tages als harte Ellipse verformt im Tal meines Lebens.
So wurde ich zu einem Football. Welch ein Glück, denn mir wurde bewusst, dass ich jetzt endlich die ideale Form gefunden hatte. Allerdings nicht mehr für die Anderen, sondern für mich selbst. Wenn ich will, kann ich mich über meine Taille leicht bewegen, dann aber meist in die Richtung, die ich mir selbst aussuche. Wenn ich aber nicht will, dann kann man sich auch die Zähne an mir ausbeißen, denn über meine Längsachse lasse ich mich, wenn überhaupt, nur schwer rollen. Und so rolle ich jetzt aus meinem Tal heraus.

Übergewicht und Psyche

Sind Sie unglücklich, weil Sie unter Ihrem Übergewicht leiden, oder sind Sie übergewichtig, weil Sie unglücklich sind?

Mit diesem Beitrag will ich versuchen auf diese Frage eine Antwort zu geben. Antworten helfen dabei, Probleme zu lösen. Es lohnt sich auch, den einen oder anderen gegebenen Tipp einfach einmal umzusetzen.

Was hat Übergewicht mit Persönlichkeit und Selbstwertgefühl zu tun?

Häufig findet sich bei Übergewichtigen ein Mangelzustand im seelischen Bereich. Da wir in einer bipolaren Welt leben, bedeutet dies, dass energetisch betrachtet, immer versucht wird, ein Gleichgewicht zwischen den zwei Polen herzustellen. Die Therapie mittels Akupunktur mag hier als Beispiel dienen. Demnach befindet sich der kranke Körper in einem Ungleichgewicht zwischen den beiden Energien Yin und Yang. Ich werde im Folgendem nur kurz darauf eingehen, denn die gesamte, sich über die Jahrtausende entwickelte Philosophie hinter Yin und Yang, würde den Rahmen dieses Artikels sprengen. Yin ist die Dunkelheit, während Yang die Sonne darstellt, Yin ist die passive, Yang die aktive Energie. Der Übergang von Yin zu Yang ist fließend - das eine kann nicht ohne das andere - sie bilden also eine dynamische Einheit. Treffend dargestellt im bekannten Symbol für die Akupunktur.
Um also, bei einem Mangelzustand auf der energetischen (seelischen) Seite, nicht in eine auswegslose Situation zu geraten, versuchen wir auf der materiellen Ebene einen Ausgleich zu schaffen. Dies gelingt uns am einfachsten über den oralen Genuss. Die Konsequenz dieses Handelns bedeutet letztlich Übergewicht. Damit befindet man sich aber in einem Circulus vitiosus, was Teufelskreis

bedeutet. Übergewicht verstärkt jetzt den Mangelzustand (Selbstwertgefühl) im seelischen Bereich unserer Persönlichkeit. Die Folge ist fatal, denn die würde noch mehr oralen Genuss und damit eine weitere Gewichtszunahme bedeuten. Wie gelingt es aber, diesem Teufelskreis zu entkommen?
Betrachten wir zunächst, welche Mangelzustände auf der seelischen Ebene vorliegen könnten.
1. Sie geben gern, können aber schlecht annehmen. Dies führt zu der Ansicht, dass Sie für Ihre Leistung zuwenig zurückbekommen und Sie sich deshalb anderweitig befriedigen müssen.
2. Sie arbeiten zu viel und entspannen zu wenig. Hier versuchen Sie die wenigen Augenblicke der Entspannung, durch eine orale Befriedigung qualitativ zu verbessern. Dies geschieht oft durch den Konsum von alkoholischen Getränken.
3. Sie übernehmen für alles die Verantwortung, vergessen aber dabei, für sich selbst die Verantwortung zu übernehmen. Dafür haben Sie ja gar keine Zeit mehr.
4. Sie kümmern sich mehr um andere als um sich selbst. Sie haben keine Zeit mehr, Ihre persönlichen Bedürfnisse zu befriedigen. Schnell etwas aus dem Kühlschrank, schnell eine Tafel Schokolade genießen (?), schnell das Mittagessen hinunter schlingen.
5. Sie sehnen sich danach, geliebt zu werden, lieben sich aber selbst zu wenig. Nur wer sich selbst liebt, kann Liebe geben und Liebe empfangen.

Welche Gegenstrategie verspricht hier Besserung?

Werden Sie zu einem Egoisten!!! Der Begriff „Egoismus“ ist zunächst einmal negativ belastet. Er wird als Bezeichnung für rücksichtsloses Verhalten verwendet. Egoisten verfolgen allein ihre eigenen Interessen. Andererseits können Sie nur ein zufriedenes und glückliches Leben führen, wenn Sie an sich und Ihr Wohlbefinden denken und Ihre Handlungen darauf abstimmen.
Ich will diese Aussage einmal an einem Beispiel verdeutlichen. Haben Sie schon einmal etwas gespendet? Wenn ja, wie haben Sie sich danach gefühlt? Sicher haben Sie sich danach wohl gefühlt. Sie haben ja etwas Gutes getan. Nun behaupte ich, dass Sie nur gespendet haben, um sich gut zu fühlen, also aus Egoismus.
Vordergründig könnte man sagen, dass dies aus Mitleid geschah. Ja, natürlich auch. Denken Sie jetzt darüber nach, welches Gefühl Sie gehabt hätten, wenn Sie nicht gespendet hätten. Ein ungutes Gefühl? Das Ergebnis: Sie haben gespendet, weil Sie kein ungutes Gefühl haben wollten, also aus Egoismus. Dies

wertet keinesfalls Ihre Mildtätigkeit ab. Aber es zeigt auch, dass ein gesunder Egoismus nötig ist, um den Mitmenschen und natürlich auch sich selbst etwas Gutes tun zu können.

Werden Sie ein Egoist!

Wie können Sie einen gesunden Egoismus auf die oben genannten Mangelzustände anwenden und diese dadurch beheben?

1. Sie geben gern, können aber schlecht annehmen.

Kennen Sie diese Aussage von sich, wenn Sie für einen anderen Menschen etwas getan haben und dieser Ihnen etwas dafür geben will? Sie sagen statt einem einfachen: „Danke“ diesen Satz: „Aber das ist doch nicht nötig!“ Natürlich ist dieser Dank auch für den anderen notwendig, denn auch dieser möchte gern etwas geben. Sie geben doch gerne, also geben Sie ihm seine Befriedigung, dass er auch Ihnen etwas Gutes getan hat.

2. Sie arbeiten zu viel und entspannen zu wenig.

Wir alle planen mehr oder weniger unseren Arbeitsalltag oder er wird von anderen verplant. Planen Sie ab sofort auch Ihre Entspannungszeiten ein. Um soundso viel Uhr gehe ich ins Kino, gehe ich ins Schwimmbad, höre ich mir aus meiner Sammlung diese CD an, mache ich einen Spaziergang und, und, und ...!

3. Sie übernehmen für alles die Verantwortung.

Verantwortung für sich selbst übernehmen kann man nur, wenn man in der Lage ist, Verantwortung abzugeben. So gewinnen Sie die Muße, sich um sich selbst und Ihre Bedürfnisse zu kümmern. Sie sind nicht für alle Menschen und deren Handlungsweisen verantwortlich. Ja, Sie können, dadurch, dass Sie versuchen, für sie Verantwortung zu übernehmen, sie nicht vor Fehlern schützen. In der Kindererziehung bedeutet dieses Verhalten dummerweise sogar, die Schwächung der Fähigkeit Ihrer Kinder, für sich selbst Verantwortung übernehmen zu können.

4. Sie kümmern sich mehr um andere als um sich selbst.

Wann waren Sie das letzte Mal beim Frisör? Wann haben Sie sich eine Massage gegönnt oder sich einfach einmal entspannt? Wann haben Sie ein Buch gelesen? Sie haben keine Zeit? Ihr Mann will pünktlich sein Essen auf dem Tisch haben und erwartet, dass Sie für ihn immer ansprechbar sind, Ihre Kinder wollen sofort eine Antwort oder ihre Bedürfnisse gestillt bekommen?

Natürlich unterliegen auch viele Männer dem Irrtum, immer und jederzeit für andere verfügbar sein zu müssen. Schaffen Sie sich also Freiräume, die nur Ihnen persönlich gehören und in denen Sie sich von nichts und niemanden stören lassen.

5. Sie sehnen sich danach, geliebt zu werden, lieben sich aber selbst zu wenig.

Nur wer sich selbst liebt, kann Liebe geben und Liebe empfangen. Ein großes Problem besteht darin, dass wir in der Kindheit nur dann geliebt wurden, zumindest haben wir es oft so empfunden, wenn wir brav waren, funktioniert haben und die Wünsche unserer Eltern erfüllten.

Falls wir diese Vorgaben nicht erfüllten, wurden wir bestraft, also nicht geliebt. Irgendwo habe ich einmal diese Aussage gelesen: Kinder sind nicht durch Zufall gehorsam, liebevoll und wohlerzogen. Sie müssen durch Vorbild und Zucht geformt werden. Bei dieser Aussage lief und läuft es mir immer noch kalt den Rücken herunter. Denn wie leicht wird nicht geformt, sondern verformt.

Beginnen Sie also sich selbst zu lieben!

Lieben Sie sich mit all Ihren guten Seiten, mit Ihren Fehlern und Schwächen. Erkennen Sie diese als zu Ihnen gehörig an. Erst wenn dies geschieht, werden Sie auch Ihre Fehler und Schwächen ablegen können, denn wer möchte sich nicht noch mehr lieben? In diesem Sinne wünsche ich, dass es Ihnen gelingt, diese Tipps umzusetzen.

Positives Denken kann man lernen

Etwa 65 Prozent der Deutschen sollen an die Kraft des positiven Denkens glauben. So ein Artikel in der Süddeutschen Zeitung. Gehören Sie dazu? Oder glauben Sie nicht daran, Erfolg zu haben, Ihr Leben positiv durch Gedanken beeinflussen zu können? Es gibt keinen Lebensbereich, den Sie nicht über positives Denken beeinflussen können. Genauso gut können Sie aber auch über ein negatives Denken, diese Lebensbereiche negativ beeinflussen.

Deshalb ist es außerordentlich wichtig, negative Gedanken möglichst schnell wieder zu vergessen. Besonders dann, wenn Sie sich in einer misslichen Situation befinden. Gelingt Ihnen das nicht, werden Sie es schwer haben, diese Verhältnisse zu verändern.

Also denken Sie immer positiv und pflegen Sie eine optimistische Lebenseinstellung. Über eine positive Grundstimmung funktionieren alle Sinnesorgane besser.

Denken Sie zum Beispiel an Ihre Genussfähigkeit. Hierzu benötigen Sie all Ihre fünf Sinne. Wenn Sie niedergeschlagen und mit gesenktem Kopf durch die Gegend laufen, können Sie nichts mehr genießen. Selbst die geliebte Schokolade schmeckt nicht mehr.
Es wurde festgestellt, dass positiv eingestellte Menschen eine bessere Merkfähigkeit haben, kreativer und ideenreicher sind, besser sehen und hören. Wichtige Voraussetzungen dafür, die zahlreichen Empfehlungen zur Gewichtsreduktion optimal in das eigene Leben integrieren zu können. Erinnern Sie sich an diesen Satz?

„Es geht mir jeden Tag in jeder Hinsicht besser, immer besser!"
Wie sieht es mit Ihrem Vorsatz aus, diesen Satz 3x täglich oder wenigstens am Morgen 10x halblaut zu sprechen?

Visualisieren Sie Ihr Ziel.
Was nützt das schönste Ziel, wenn man es immer wieder vergisst?
Sie wollen öfter einmal wieder mit dem Fahrrad fahren? Sie wollen langsamer essen? Sie wollen nichts mehr aus dem Kühlschrank naschen. Sie wollen alles tun, um Ihr Normalgewicht zu erreichen.
Im Alltagstrott vergessen wir diese guten Vorsätze nur allzu leicht.
Damit das nicht passiert, basteln Sie sich eine Ziele-Collage.
Alle Ziele und Vorhaben, die Sie dauerhaft in Ihr Gehirn einbrennen möchten, kleben Sie mit kleinen Bildern auf einen größeren Pappkarton oder einen Zeichenkarton.
Durchforsten Sie Kataloge, Illustrierte, Bilddateien im Internet, Ihre Fotoalben und Fotodateien. Sicher finden Sie noch ein Bild aus schlanken Tagen. Ihrer Phantasie sind keine Grenzen gesetzt. Erlaubt ist, was Ihnen gefällt.
Erlauben Sie sich, mit einer fast leeren Zielcollage zu starten, die nach und nach wachsen darf. Stellen Sie sicher, dass Sie immer wieder drauf schauen müssen, indem Sie sie vor sich an die Wand hängen. Im Büro, oder in die Küche. Auch ein netter Rahmen unterstreicht Ihr Wollen. Einzelne Ziele können Sie auch auf einen Aufklebezettel malen und zum Beispiel in Ihr Portmonee kleben. Zum Beispiel durchgestrichene Süßigkeiten oder Snacks, die Sie beim Fernsehen verzehren. Ein kleines Klebeetikett am Fernseher angebracht wirkt wahre Wunder.

Glauben Sie an Ihren Erfolg.

„Der Glaube führt zur Tat, Konzentration führt zum Erfolg, die Wiederholung führt zur Meisterschaft“. Dies ist ein Zitat von Nikolaus B. Enkelmann.
Der Glaube ist eine unglaubliche Macht, die Ihnen zur Verfügung steht, wenn Sie sich dessen bewusst werden und sie richtig nutzen.
Nichts verhindert den Erfolg mehr, als der ständige Zweifel an diesen und natürlich auch an sich selbst.
Gerade bei Vorhaben, deren Ergebnis nicht schlagartig sichtbar ist, weil dieses langfristig angelegt ist, kommt es immer wieder einmal zu Rückschlägen.
Der Glaube schließt es auch die Glaubenssätze ein, die man mit der Zeit angenommen hat und die man im Alltag immer wieder benutzt. Fatal wird dies, wenn es die falschen Glaubenssätze sind. Also bleiben Sie immer zuversichtlich und verbieten Sie sich selbst negative Gedanken.

Das Bewegungskonto erhöhen!

Wer schlank bleiben oder abnehmen möchte, kommt nicht darum herum, sein Bewegungskonto zu erhöhen. Wir leben nun einmal in einer Zeit, in welcher körperliche Tätigkeit kaum noch notwendig ist. Weder bei der Arbeit noch bei der Beschaffung unserer Nahrung müssen wir schwer körperlich arbeiten. Deshalb ist es notwendig, sich bewusst nach Möglichkeiten umzusehen, wie das man sein Bewegungskonto erhöhen kann.

Die einfachste und natürlichste Möglichkeit sich zu bewegen ist gehen. Einfach nur gehen - das ist die beste Möglichkeit, um schlank zu werden und gesund zu bleiben. Gehen, also Spazieren gehen, forsches Laufen oder Walken bzw. Nordicwalking ist Gesundbrunnen, Energiespender und Stressbewältiger - wer läuft: Stärkt seine Herzmuskulatur, stabilisiert den Kreislauf, kräftigt die Knochenstruktur und regeneriert seine Nervenzellen.
Das Schlüsselwort heißt NEAT's (Non-exercise Activity Thermogenesis).

Fragen nach dem tieferen Sinn seiner sportlichen Tätigkeit beantwortete Emil Zatopek immer ganz einfach: »Vogel fliegt, Fisch schwimmt, Mensch läuft.« Damit hatte der Olympiasieger und Hobbyphilosoph den Kern unseres Daseins getroffen.
Genetisch ist der Mensch nämlich seit Urzeiten auf eine tägliche Laufleistung von etwa 20 Kilometern programmiert. Legt er diese zurück, geht es ihm gut.

Ganz anders als der Durchschnittsdeutsche, pro Tag legt er gerade noch 1,7 Kilometer zu Fuß zurück. Selbst der kümmerliche Rest an notwendiger

Bewegung ist hoch gefährdet. So kalkulieren Wissenschaftler, dass uns Handy und Fernbedienung pro Tag 400 Schritte abnehmen, die wir noch vor wenigen Jahren zum Telefon und zum Fernseher zurücklegen mussten. In einem Jahr sind dies 6000 Kilokalorien, was einer Fettmenge von 0,8 Kilogramm entspricht, die wir nicht mehr ausgeben.

Höchste Zeit also, wieder auf die Füße zu kommen. Denn wer sich bewegt also läuft, braucht sich nicht mit Diäten zu quälen. Wer regelmäßig in Bewegung ist, kann sich ernährungstechnisch ruhig einige Extravaganzen erlauben und bleibt trotzdem fit.

Keine Bange: Es müssen nicht gleich 25 Kilometer sein, um den Organismus wieder ins Gleichgewicht zu bringen. 10.000 Schritte täglich halten Wissenschaftler für ideal, das sind je nach Schrittlänge sechs bis sieben Kilometer. Auch das klingt noch nach viel, ist es aber nicht, wenn man für kurze Besorgungen das Auto stehen lässt, Treppen geht statt den Aufzug benutzt und sich ganz allgemein bewusster bewegt. Auch andere körperliche Aktivitäten helfen dabei, das Gewicht zu kontrollieren.

Joggen oder Schwitzen im Fitnessstudio frisst nicht so viele Kalorien, wie geglaubt wird. Von dem Drittel unseres Gesamtenergieumsatzes, das für körperliche Aktivität bestimmt ist, »verbrauchen Intensiv-Sport-Stunden höchstens 20 Prozent«, stellt der Münchner Prof. Armin Heufelder klar. Die anderen 80 Prozent verbrennen nebenbei bei normalen Alltagsaktivitäten.
Oder auch nicht, wenn wir eine sitzende Bürotätigkeit haben, mit dem Auto zur Arbeit fahren und abends schlaff im Fernsehsessel liege. Die Bedeutung dieser sogenannten NEAT's (Non-exercise Activity Thermogenesis) für die Energiebilanz ist lange unterschätzt worden: So haben körperlich Arbeitende einen NEAT-Bedarf von 2300 kcal, Schreibtischarbeiter brauchen nur 700.
Eine Studie belegt. Nur zwei bewegungsarme Wochen genügten, und bei jungen gesunden Männern stieg der Insulinspiegel um 60 Prozent und das Bauchfett um sieben Prozent. Heufelder kennt das: »Nimmt man die Insulinkurven, so sind bei Dicken die Talwerte so hoch wie die Insulinspitzen bei Gesunden.« Diabetes lässt grüßen.

Einfach nur gehen - das ist die beste Möglichkeit, um schlank zu werden und gesund zu bleiben.

Machen Sie den ersten Schritt zum Ziel.

Wie Sie gelesen haben, verbrennt die Veränderung im täglichen Bewegungsverhalten deutlich mehr Kalorien, als 2 x 1 Stunde pro Woche im Fitnesscenter. Während Sie den Besuch im Center planen, ja oft auch Ihren inneren Schweinhund überwinden müssen, sind für die Steigerung des täglichen Bewegungspensums weder Geräte, Kosten oder Anstrengungen notwendig.
Lediglich daran denken muss man, wenn man wieder einmal auf den Fahrstuhlknopf gedrückt hat. Sie müssen ja nicht einsteigen.

Einen Hund anschaffen - die Lösung?

Ein Hund will Gassi gehen. Da er das nicht allein tut, müssen Sie mit ihm gehen. Denken Sie jetzt daran, sich einen Hund anzuschaffen?
Lesen Sie zunächst die nachfolgenden wahren Geschichten.
Mag ja sein, dass Sie schon einen Hund haben. Sie haben einen Hund, weil Sie ihn als treuen Begleiter des Menschen schätzen und nicht damit er Ihnen zur Bewegung verhilft. Mag also sein, dass diese Geschichten nicht auf Sie zutreffen. Lesen Sie trotzdem weiter, sie regen in jedem Fall zum Nachdenken an.
1. Geschichte.
An einem sonnigen Tag machte ich mit meiner Familie einen Spaziergang. Wir liefen einen Feldweg entlang. In der Ferne sahen wir ein Auto, auf einem befestigten Weg durch die Felder fahren. Das Auto hielt kurz an. Die hintere Tür wurde geöffnet. Ein Hund sprang heraus und lief den Weg entlang. Die Fahrzeugtür wurde wieder geschlossen und das Auto fuhr langsam weiter. Immer hinter dem Hund her. Da der Fahrer oder die Fahrerin nicht ausgestiegen sind, konnte ich natürlich nicht beurteilen, ob diese übergewichtig waren. Mag ja sein, dass auch das Auto Bewegung brauchte.
2. Geschichte.
Eines Tages traf ich einen 62-jährigen Bekannten, den ich einige Monate nicht gesehen hatte. Zunächst zweifelte ich daran, ob er es wirklich war. Er hatte deutlich abgenommen und sah sehr gesund aus. Als ich ihn auf sein Gewicht ansprach, erzählte er mir, dass er vor sechs Monaten wegen erhöhtem Blutdruck entsprechende Medikamente nehmen musste. Die Medikamente senkten zwar seinen Blutdruck, aber er hatte das Gefühl, dass seine Leistung dadurch deutlich vermindert wurde. So entschloss er sich abzunehmen. Auf meine Frage, welche Diät er gemacht hätte, lachte er und sagte: „Keine Diät. Ich habe einfach fettärmer und bewusster geges-

sen. Außerdem bewege ich mich jetzt mehr." „Haben sie jetzt einen Hund?" „Nein, den brauche ich nicht." Als Beispiel erzählte er mir, dass er gestern Abend noch einen Brief zur Bank bringen musste. Erst wollte er mit seinem Auto fahren, entschloss sich aber lieber zu laufen. Da die Bank relativ weit entfernt wäre, benötigte er für den Weg eine Stunde. Dann lachte er und sagte: „Übrigens, um auf den Hund zurückzukommen. Mein übergewichtiger Nachbar hat sich vor einem Jahr einen Hund aus diesem Grund angeschafft. Bislang hat er offensichtlich noch nichts abgenommen. Manchmal sehe ich ihn mit seinem Hund Gassi gehen. Meist bis zur Straßenecke. Dort ist ein kleiner Park. Sobald der Hund sein `Geschäft` gemacht hat, dreht er um und geht zurück. Armer Hund.„
Wen er wohl mit „armer Hund„ gemeint hat?
Anmerkung:
Eine Stunde lang spazieren gehen bedeutet bei seinem Gewicht von ca. 70 Kg ungefähr 420 Kcal. die verbraucht werden.
Welche Erkenntnisse können gewinnen? Bewegung ist nicht von festen Pflichten abhängig. Bewegen kann man sich immer. Wer gerne in ein Fitnessstudio gehen möchte, kann dies gerne tun. Er sollte aber auch da überlegen, ob er die wöchentlichen Termine nicht irgendwann als „Pflicht" empfindet und nur noch ungern oder nach einiger Zeit gar nicht mehr trainiert.
Vielfach hört man auch immer, dass man sich mit seinem noch unförmigen Körper schämt zwischen all den Schlanken. Da aber über 50% Ihrer Mitmenschen ebenfalls übergewichtig ist, fallen Sie sicher nicht so sehr auf, wie Sie denken.

Bewegungskonto erhöhen im Alltag

Aha denken Sie, jetzt kommen wieder die üblichen Ratschläge wie Treppensteigen statt Fahrstuhl, Auto stehen lassen oder den vergessenen Heimtrainer aktivieren.
Stimmt, diese Vorschläge kommen tatsächlich.
Aber bevor Sie jetzt nicht weiter lesen, fragen Sie sich doch einmal, ob diese Ihnen bekannten Vorschläge von Ihnen schon in die Tat umgesetzt wurden? Wenn nicht, so werden Sie einige Hilfestellungen erhalten, wie Sie dies tun können.

Treppe statt Fahrstuhl!

Hier ein Rechenbeispiel, wie effektiv diese Maßnahme ist. Auszug aus dem Abnehmprogramm „Intuitiv abnehmen“ Gertrud verzichtet nach ihrem Gespräch mit Brigitte auf den Fahrstuhl.
In der Firma muss Sie 4-6x Unterlagen in eine andere Abteilung bringen, die zwei Stockwerke tiefer liegt. Außerdem muss sie 4x täglich, um an Ihren Arbeitsplatz zu kommen, in den zweiten Stock.
Nehmen wir einen Mittelwert, also muss sie 10 x täglich zwei Stockwerke in der Firma die Treppen rauf und runter laufen. Um Ihre Wohnung in der 4. Etage zu erreichen, muss sie 1x runter und 1x rauf.
Ergibt folgende Rechnung:

10 x 3 Minuten Treppe runter = 30 Minuten
10 x 4 Minuten Treppe rauf = 40 Minuten
1 x 6 Minuten Treppe runter = 6 Minuten
1 x 10 Minuten Treppe rauf = 10 Minuten
Gesamtzeit = 86 Minuten

Sind wir großzügig und runden auf 1,5 Stunden auf. 1,5 Stunden Treppensteigen verbraucht pro Kilo Körpergewicht 10,8 Kcal. Für Gertrud würde dies bedeuten, das sie ohne Sport zu treiben, täglich ab sofort 91 x 10,8 = 982 Kcal zusätzlich verbraucht.
Um die gleiche Wirkung zu erreichen, müsste sie tägl. 1,5 Stunden Inline-Skating betreiben oder Fahrrad fahren. Natürlich können Sie auch weiterhin Sport treiben. Diese Seite sollte Ihnen nur verdeutlichen, dass Sie auch ohne Sport ihre Energiebilanz verbessern können. Ihrem Stoffwechsel ist es letztlich egal, ob der Energieverbrauch in Etappen oder auf einmal gesteigert wird.
Sie sehen, die Summe macht es! Sie wissen bereits, dass nicht die Schlemmermenüs für Ihr Übergewicht verantwortlich sind. Nein, es sind die Kleinigkeiten zwischendurch. Dies gilt auch für den Energieverbrauch, den Sie über vielfältige kleine Maßnahmen erhöhen und somit abnehmen können.

Anwendungstipp für Singles und Familien

Sie wohnen im 6. Stock und können unmöglich die Treppe nehmen.
Zugegeben, sechs Stockwerke ungeübt zu ersteigen ist sicher bei Ihrem derzeitigen Gewicht unzumutbar.

Aber wie wäre es, wenn Sie nur bis zum 4. Stockwerk mit dem Fahrstuhl fahren und für die restlichen zwei Stockwerke die Treppe nehmen?
Wie wäre es, wenn Sie nicht die Treppe nach oben, sondern nach unten benutzen? Dann läuft es wie von selbst und verbrennt ebenfalls Kalorien.

Anwendungstipp für Kinder

Verständlich, dass Sie Ihr Kind nur ungern allein den meist leeren Treppenaufgang benutzen lassen.
Aber wie wäre es, wenn Sie es begleiten würden?
Auch wenn Sie selbst nicht übergewichtig sind, schadet es Ihnen sicher nicht und hilft auch Ihnen dabei, normalgewichtig zu bleiben.

Zu Fuß gehen, wann immer es möglich ist

Warum ist das Zufußgehen die perfekte Methode sein Bewegungskonto zu erhöhen? Gehen kann man immer und überall. Man muss es nur wollen und natürlich daran denken. Wie Sie im Eingangskapitel ja bereits gelesen haben, ist es die Bewegung allgemein, die zu einer Gewichtsreduktion führt und einen hohen gesundheitlichen Wert hat.
Sie brauchen keine Ausrüstung und keine Investitionen und Laufen kann in den Tagesablauf ohne weiteres integriert werden. Noch einmal in der Zusammenfassung die Vorteile für Ihre Gesundheit und für das Wohlbefinden!

Gesundheit:

- Regelmäßige Bewegung hilft dem Herz-Kreislaufsystem. Das Risiko für Herzinfarkte wird wesentlich verringert.
- Dadurch sinkt auch der Blutdruck und damit das Risiko, für einen Schlaganfall.
- Bewegung kann auch die Entwicklung eines Typ II-Diabetes verhindern.
- Zufußgehen stärkt die Knochen und hilft Osteoporose zu vermeiden.
- Zufußgehen verbessert den Gleichgewichtssinn. Beugt den Schwindelattacken im Alter vor und verhindert Gangunsicherheiten.
- Ein Kilometer Zufußgehen verbrennt circa so viele Kalorien, wie der Fußgänger wiegt. Ein 90 kg schwerer Mann benötigt also rund 90 Kalorien pro Kilometer. Und wer dann noch forschen Schrittes geht, verbraucht entsprechend mehr.

Wohlbefinden:

- Ein Spaziergang in der Mittagspause füllt die Energiespeicher auf und sorgt für klare Gedanken.
- Eine Wanderung (Fahrradtour) am Wochenende ist gut geeignet die nähere Umgebung zu erforschen, deren Schönheiten man aus dem schnell fahrenden Auto nicht wahrnehmen kann.
- Begleiten Sie Ihr Kind zur Schule oder den Kindergarten. Dies hilft nicht nur Ihnen, sondern auch den Kindern normalgewichtig zu bleiben.
- Ein Spaziergang hilft nachweislich gegen schlechte oder depressive Stimmung und reduziert den Stress.
- Der Spaziergang nach dem Abendessen verbessert den Schlaf.

Anwendungsratschläge Singles und Familien

Es reicht aus, wenn man 30 min am Tag zu Fuß geht. Dabei können diese 30 Minuten auch in kleinen Portionen absolviert werden. Für den Anfang den hintersten Parkplatz am Arbeitsplatz oder Supermarkt auswählen oder steigen Sie eine Bushaltestelle früher aus. Während Sie auf den Bus oder die Straßenbahn warten, laufen Sie auf und ab. Auch die Wege zur und von der Haltestelle zählen. Wann haben Sie zuletzt einen Spaziergang in der Mittagspause gemacht? Aber wahrscheinlich haben Sie dazu keine Zeit mehr, wenn Sie den Ratschlag, langsamer zu essen, umgesetzt haben. Auch hier gilt. Nichts überstürzen. Es reicht, langsam anzufangen und nach und nach eine weitere Möglichkeit hinzunehmen. Auch der Winter und schlechtes Wetter sollten keine Ausreden dafür sein, mit seinem Bewegungspensum auszusetzen. Sie wissen doch: es gibt kein schlechtes Wetter, sondern nur falsche Kleidung.

Bus und Bahnsurfen

Bußsurfen bedeutet nicht, dass Sie sich auf einem Surfbrett hinten an den Bus anhängen sollen, wie es von leichtsinnigen Jugendlichen manchmal gemacht wird.

Wenn Sie mit dem Bus oder der Bahn zur Arbeit fahren, kann man eine Menge zusätzlicher Kalorien verbrennen, ohne dass Sie sich besonders anstrengen zu müssen.

Bleiben Sie während der Fahrt einfach stehen. Lehnen Sie sich nirgends an. Die Halteschlaufe halten Sie lediglich zur Sicherheit, denn Sie sollten versuchen die Bewegung Stöße und Kurven abzufedern bzw. auszubalancieren.

Der Kalorienverbrauch entspricht in etwa einem forcierten Spaziergang.
Bei 80 Kilogramm Körpergewicht und 15-minütiger Bus/Bahnfahrt ca. 200 Kcal. Wenn Sie dann noch 200 Kcal bei der Nahrungsaufnahme einsparen, verbrennen Sie an diesem Tag rein mathematisch 400 g Fett.
Übrigens verbrennen Sie auch Kalorien, wenn Sie, während Sie auf den Bus, Straßenbahn oder Zug warten auf und ab gehen.

Erfolg hängt von einer starken Motivation ab.

Dies gilt nicht nur für den Versuch, Ihr persönliches Idealgewicht zu erreichen. Dies gilt für alle Lebensziele. Prüfen Sie also Ihre Motivation. Ist sie stark genug, um eingefahrene Gewohnheiten abzulegen? Gewohnheiten, die letztlich mitverantwortlich dafür sind, dass Sie bisher keinen Erfolg bei Ihren Bemühungen um Ihr Normalgewicht hatten.
Welche Motivation gilt für Sie? Gesundheit? Schönheit? Die Meinung anderer? Soziale Anerkennung? Selbstbewusstsein? Hier ein Auszug aus Wikipedia zum Begriff der Motivation: „Motivation (von lat. motus, „Bewegung„) bezeichnet in den Humanwissenschaften sowie in der Ethologie einen Zustand des Organismus, der die Richtung und die Energetisierung des aktuellen Verhaltens beeinflusst. Mit der Richtung des Verhaltens ist insbesondere die Ausrichtung auf Ziele gemeint. Energetisierung bezeichnet psychische Kräfte, die das Verhalten antreiben. Ein Synonym von Motivation ist „Verhaltensbereitschaft„. Im Klartext heißt dies, dass eine gute Motivation der Motor ist, der Sie zu Ihrem Ziel bringt.
Wenn die Werbung stimmen würde, dann müsste Abnehmen leicht und einfach sein. Leider sieht die Realität anders aus. Einer der Gründe für das Scheitern ist die fehlende Motivation. Man hat zwar den Wunsch normalgewichtig zu werden, aber möchte möglichst wenig dafür tun. Um erfolgreich abnehmen zu können, sind viele Veränderungen des bisherigen Verhaltens notwendig. Um diese Veränderungen durchzuhalten, ist eine ausreichende Motivation unabdingbar.

Die notwendige Motivation finden!

Beziehen Sie Ihre Motivation, etwas für Ihr Gewicht zu tun, aus der Freude am Erfolg an sich oder erwarten Sie eine Belohnung dafür?
Grundsätzlich unterscheidet man zwischen einer von innen kommenden und einer von außen kommend Motivation. Wenn Sie eine Belohnung erwarten, zum Beispiel eine schnelle Gewichtsabnahme, dann werden Sie es schwer haben,

motiviert zu bleiben. Besser ist es, die Motivation in sich selbst zu finden. Also etwas zu tun um der Sache selbst willen. Wenn Sie nur Sport machen, um abzunehmen, dann erwarten Sie ja eine Belohnung (Gewichtsreduktion). Wenn Sie aber Sport um der Sache selbst tun und Freude daran haben, dann werden Sie auch abnehmen, aber das Abnehmen ist dann nur ein zugegebenermaßen erfreulicher Nebeneffekt, der auch eine Belohnung darstellt. Das heißt, dass Motivation um der Sache selbst willen eine Belohnung nicht ausschließt und dadurch die Motivation zusätzlich noch verstärkt wird. Ein schönes Beispiel dafür ist diese Mail, die mir zugeschickt wurde.

> *Lieber Herr Müller, vor ca. 5 Wochen habe ich, wegen eines anderen Themas, im Internet recherchiert und bin dann „zufällig“ auf Ihre Seite gekommen. Da ich nicht an Zufälle glaube, denke ich, die Zeit war reif um mich einem Übergewicht zu stellen. Zunächst einmal habe ich mich auf Ihrer Website regelrecht „festgelesen“. Ich war begeistert und gleichzeitig skeptisch. Begeistert, weil da jemand genau das anbot, den Weg zeigte, den ich gerne gehen wollte, um mein Übergewicht loszulassen. Skeptisch, weil ich es ja eigentlich schon irgendwie auf diese Art „versucht“ hatte und nicht so wirklich sehr erfolgreich war (wenn man nur vom Standpunkt der Gewichtsabnahme ausgeht!). Zum Glück gebe ich mir meistens die Chance, eine neue Idee erst auszuprobieren, bevor ich gleich „nein“ und „klappt eh nicht“ sage. Inzwischen bin ich mit Beginn des Testprogramms, seit vier Wochen stolze und glückliche „Kilokillerin“. Danke, dass Sie sich die Mühe gemacht haben, so viele Informationen, hilfreiche Gedanken, Tipps usw. zu einem „Netzwerk“, in diesem Programm zu gestalten. Dieses Netzwerk hilft mir den Zugang zu bereits vorhandenem Wissen wieder zu finden, verknüpft es mit neu erworbenem Wissen und gibt mir gute „Werkzeuge“ an die Hand, um meinen Weg zu einem dauerhaften Normalgewicht zu gehen. Jeden Tag und mit jedem Schritt immer leichter. ;-). Nun möchte ich noch über meine Erfahrungen mit Kilokill berichten. Ich weiß, es klingt seltsam, aber die 3,4 kg Gewichtsverlust in dieser Zeit, waren fast zweitrangig. Für mich war in diesen vier Wochen tatsächlich der Weg interessanter, als das Ziel. ;-). Ich habe mich lange nicht mehr so bewusst und intensiv mit meinen Verhaltensmustern auseinandergesetzt und immer wieder meinen Umgang mit mir selbst reflektiert. Es war schon recht spannend!*

Als Erstes wurde das Fernsehen und lesen während des Essens gestrichen!! Lieber Himmel, die ersten Tage habe ich mich wie bei einem „Entzug“ gefühlt, mir fehlte tatsächlich die Ablenkung vom Essen!!! Dann kam das Langsame, mindestens 20x kauen, und der Genuss der Mahlzeit - nun, an dem Punkt arbeite ich immer noch, jeden Tag aufs Neue. Es heißt immer, dicke Menschen essen halt so gern und es schmeckt ihnen ja so gut! Wenn ich mir aber anschaue, wie ich mein Essen regelrecht geschlungen habe, fast so als würde ich angetrieben, dann hat das herzlich wenig mit schmecken und genießen zu tun. Hier versuche ich mir jetzt mit einem Ritual zu helfen, ich versuche erstmal zur Ruhe zu kommen, mehrmals durchzuatmen und mir vorzustellen, dass diese Nahrung mich gesund und schlank macht. Dieses Innehalten hilft mir in der Regel, gleich bewusster zu essen, dennoch ertappe ich mich oft dabei, wie ich wieder schneller esse und das Genießen vergesse. Aber mit Hilfe der täglichen Arbeit mit diesem Programm kann ich jeden Tag aufs Neue daran arbeiten und erkenne immer besser, wenn ich in alte Verhaltensmuster falle. Kilokill hat wieder Bewegung in mein Leben gebracht und damit meine ich nicht nur die körperliche Bewegung, sondern eben auch auf geistiger und emotionaler Ebene. Dafür nochmals danke. Liebe Grüße H.S.

Um auch dann noch ohne Probleme weiter zu machen, wenn die Waage Stillstand oder sogar Gewichtszunahme anzeigt, ist es wichtig, sich Tätigkeiten und Dinge zum Abnehmen zu suchen, für die man von innen heraus motiviert ist. Dinge also, die man gerne tut, mit oder ohne Abnehmen. Weil der Erfolg beim Abnehmen auf diese Weise zur Nebensache wird, tritt er umso sicherer ein.

Das isometrische Muskeltraining

Das isometrische Training ist eine Form des Krafttrainings und dadurch gekennzeichnet, dass bei der Muskelanspannung die Muskellänge konstant bleibt. Weil sich nur die Spannung sowie der Druck im Muskel ändern und im Gegensatz zum isotonischen Muskeltraining dabei keine Bewegungen erfolgen, wird das isometrische Training auch als statisches Muskeltraining bezeichnet. Beim isometrischen Krafttraining ist der Kraftzuwachs schneller als beim isotonischen Training, aber die Muskelkoordination wird nicht trainiert.
Als Grundsätze des isometrischen Trainings gelten im Fitness und Gesundheitssport:

- Trainingsintensität: 50-100%
- Trainingsdauer: 5-10 Sekunden
- Wiederholungen: 10-20 mit Pausen von jeweils 30 Sekunden bis 2 Minuten.

Durch ein regelmäßiges isometrisches Training können Sie Ihre Muskelkraft erheblich steigern. (Quelle Wikipedia)

Die Vorteile:

1.Es ist zeitsparend, man braucht dafür keinen großen apparativen Aufbau und es können gezielt bestimmte Muskelgruppen trainiert werden.

2. Da die Muskeln auch nach dem Training noch Energie benötigen, und dadurch verbrauchen, verbessert es die Energiebilanz.

3. Durch den Aufbau der Muskulatur kommt es langfristig zu einer Steigerung des Grundumsatzes.

Übungen:

Bauchmuskulatur:

Eine der wichtigsten Übungen ist die Stärkung der Bauchmuskulatur. Diese Übung führt zu einem flachen Bauch, da die gestärkten Muskeln verhindern, dass die Därme nach außen drücken und so den Bauch vorwölben.

Verschränken Sie die Finger und legen Sie die Handflächen auf Ihren Bauch. Jetzt drücken Sie den Bauch nach außen gegen die verschränkten Handflächen. Gleichzeitig drücken Sie mit Ihren Handflächen gegen den Bauch. Halten Sie diese Übung ca. 10 Sekunden, denn machen Sie eine Pause von ca. 30 Sekunden bis eine Minute und wiederholen diese Übung zunächst 4 - 5 x. Bei Trainingsfortschritt bis zu 10 x.

Gesäß und Oberschenkel:

1. Übung

Gehen Sie in die Hocke wie ein Abfahrtsläufer beim Skifahren.

2. Übung

Legen Sie sich vor einer Wand auf den Rücken und stemmen Sie die Beine gegen die Wand.

Brust und Armmuskulatur:

Winkeln Sie Ihre Arme vor die Brust und legen Sie die Handflächen zusammen. Dann drücken Sie diese so stark Sie können gegeneinander.

Variante: Strecken Sie dabei die Arme aus.

Anwendungstipps für Single und Erwachsene

Das Wichtigste bei diesen Übungen ist, daran zu denken sie auszuführen. Verknüpfen Sie die Übungen deshalb mit wiederkehrenden Handlungen in Ihrem Tagesablauf.
Die 1. Oberschenkelübung zum Beispiel immer dann, wenn Sie sich hinter Ihren Schreibtisch setzen. Sie lässt sich gut ausführen, wenn Sie, bevor Sie sich setzen, Ihren Körper über dem Stuhlsitz einige Sekunden in der Schwebe halten.
Die Bauchübung zum Beispiel immer vor dem Essen.
Ihnen fallen bestimmt eigene Verknüpfungen ein.

Anwendungstipp für Kinder

Im Prinzip sollten Sie diese Übung zusammen mit Ihrem Kind durchführen. Hier empfiehlt es sich, dies als eine Art Wettbewerb zu gestalten.
Bei der Armübung könnte Ihr Kind versuchen, gegen Ihren ausgestreckten Arm zu drücken. Bei der Bauchübung treten Sie hinter Ihr Kind und drücken gegen dessen Bauchmuskulatur, während es versucht den Bauch herauszustrecken. Für die Oberschenkel und Gesäßmuskulatur könnten Sie miteinander in die Hocke gehen. Wer hält diese Stellung am längsten durch? Motivieren Sie Ihr Kind dadurch, dass es Erfolgserlebnisse hat und Sie ab und zu besiegt.

Tipps rund um die Ernährung

Trennkost zu kompliziert?

Mich verblüfft immer wieder, wie sich aus einfachen Ideen komplizierte Methoden entwickeln lassen.

Ein klassisches Beispiel bietet die Trennkost.
Das Prinzip der Trennkost ist eigentlich sehr klar und deutlich.
Die Trennkost ist eine von William Howard Hay entwickelte Ernährungsform, bei der hauptsächlich eiweißhaltige und kohlenhydrathaltige Lebensmittel nicht gleichzeitig bei einer Mahlzeit gegessen werden.
Die Trennkost wird gerne als Diät bei Übergewicht eingesetzt.
Die Zusammenstellung der Mahlzeiten erfolgt mit Hilfe spezieller Tabellen. Wer die Trennungsregeln befolgt, wird schnell feststellen, dass bekannte „Dickmacher" wie Hamburger, Currywurst mit Pommes frites, Schweinsbraten mit Kloß, Spaghetti Bolognese usw. Kombinationen aus Kohlenhydraten und Eiweiß sind und demnach wegfallen.

Der Schwerpunkt der Trennkost liegt häufig auf vegetarischen Produkten, der aufgenommene Fettanteil ist relativ niedrig. Dies hängt jedoch davon ab, wie der Trennkost-Speiseplan konkret umgesetzt wird.
Es sollte auch nicht vergessen werden, dass viele Lebensmittel sowohl Eiweiß als auch Kohlenhydrate enthalten, z. B. Kartoffeln, Getreide, Nüsse etc. - was den Grundannahmen Hays eigentlich widerspricht.
Die Trennkost teilt die Lebensmittel also lediglich auf Basis einer relativen Gewichtung in Gruppen ein, nicht jedoch so, dass in der Kohlenhydratgruppe nur Lebensmittel enthalten sind, die ausschließlich Kohlenhydrate enthalten.

Dr. Walb aus Homberg/Ohm hat die Trennkost in seiner Klinik eingesetzt und in Deutschland populär gemacht.
In der Folge erschienen zahlreiche Rezeptbücher. Weitere Theorien und Abwandlungen machte die Trennkost immer unübersichtlicher.
Eine Variation des Prinzips ist die KFZ-Diät, die Fette und Kohlenhydrate trennt, kombiniert mit Elementen aus Low-Carb und Low-Fat. Der Münchner Arzt Olaf Adam hat sie entwickelt und vermarktet sie auch. Der wesentliche Unterschied zur Hayschen Trennkost ist, dass hier Kohlenhydrate und Fett getrennt werden. Bei der täglichen Ernährung werden kohlenhydrathaltige Rezepte mit der Farbe grün gekennzeichnet. Gelb steht für Fett und orange für Zwischenmahlzeiten. Auch die Montignac-Methode basiert teilweise auf dem Ansatz der Trennkost.

Die neueste Variante ist die von Dr. Pape entwickelte und vermarktete Insulin-Trennkost, besser bekannt unter der „Schlank-im-Schlaf" Methode.
Während Hay morgens und abends Kohlenhydrate empfahl, wird der Verzehr von Kohlenhydraten am Abend bei Dr. Pape strikt untersagt.
Im Prinzip ist die Gewichtsreduktion bei allen Formen der Trennkost ausschließlich auf die bewusstere Ernährung der Anhänger dieser Diät zurückzuführen. Wer sich die zahlreichen Rezepte anschaut, stellt schnell fest, dass die tägliche Kalorienmenge immer bei ca. 1800 Kcal liegt.
Damit wird man tatsächlich abnehmen. Mit oder ohne Trennkost.
Besonders krass sieht man es am Beispiel der Insulin-Trennkost.
Neben den Büchern von Pape, gibt es das Buch von Lafer und zahlreiche andere Publikationen. Nicht genug damit. Mittlerweile hat sich eine ganze Industrie mit entsprechenden Diätprodukten etabliert.
Mein Rat.

Auch die Trennkost samt ihrer Variationen ist eine Diät, bei der man strenge Richtlinien befolgen muss.
Grundsätzlich gilt, und da gebe ich Herrn Knop uneingeschränkt recht, dass Diäten oder scheinbar ernährungswissenschaftliche Erkenntnisse mit Vorsicht zu genießen sind.
Letztendlich kommt es nicht darauf an, was, sondern wie viel wir essen.

Gibt es „Die" gesunde Ernährung nach ernährungswissenschaftlichen Erkenntnissen?

Ernährungswissenschaftler Uwe Knop hat ein Buch geschrieben, in welchem er die Ernährungswissenschaftlichen „Erkenntnisse und Empfehlungen" in Frage stellt, ja sogar als untauglich bezeichnet. In den vergangenen fünf Jahren habe er über 300 aktuelle Studienergebnisse kritisch analysiert. In der Neuauflage seines Buches „Hunger & Lust" stellt er den Sinn und Nutzen der Ernährungsforschung infrage: Kein gesunder Mensch braucht Ernährungswissenschaft – und noch weniger die daraus resultierenden Ernährungsregeln, erklärt er darin.
Grundsätzlich stimmen die Aussagen von Herrn Knop mit meinen Erfahrungen überein. Auch ich bin der Meinung, dass kein Mensch Ernährungswissenschaftler benötigt. Der Aussage von Herrn Knop, dass die unterschiedlichen Meinungen über die gesunde Ernährung, den Verbraucher mehr verwirren als wirklich nutzbringend informieren, kann ich absolut bestätigen.

Allerdings ist es aber eine Tatsache, dass unsere „moderne" Ernährung in wesentlichen Teilen, nicht den Bedürfnissen des menschlichen Organismus entspricht. Fertigprodukte mit Beimengungen von Konservierungsstoffen, Farben, Aromen und Geschmacksverstärkern entsprechen nicht den Voraussetzungen für eine natürliche und damit gesunde Ernährung.
Jedoch wird es niemanden schaden, wenn ab und zu ein Fertigprodukt verzehrt wird. Meine Empfehlung lautet, wenn es möglich ist, auf Fertigprodukte verzichten. Eintöpfe und Gemüsesuppen eignen sich hervorragend, als Portionen eingefroren zu werden. So haben Sie immer eine Mahlzeit, wenn es einmal schnell gehen muss.
Grundsätzlich mus jeder selbst entscheiden, was für ihn gesund oder nachteilig ist. Deshalb sollte man eine Liste der für sich abträglichen Nahrungsmittel erstellen. Dies können durchaus auch sogenannte gesunde Nahrungsmittel wie bestimmtes Obst oder Gemüse sein.

Welche Nahrungsmittel sind gesund?

Ich kann Ihnen keine Liste mit gesunden und ungesunden Lebensmitteln aufstellen. Selbst der verschriene Hamburger aus der Imbissstube muss nicht ungesund sein. Allerdings sollte man sich nicht überwiegend von ihm ernähren. Wie sagte doch Paracelsus: „Ein jedes Ding ist Gift, allein die Menge macht's!" Dieser Satz gilt auch für unsere Nahrungsmittel. Achten Sie auf Ihre Empfindungen, die sich nach einer Mahlzeit bei Ihnen einstellen. Fühlen Sie sich nach einer Mahlzeit wohl und leistungsstark sind diese Nahrungsmittel für Sie genau richtig gewesen, also gesund. Fühlen Sie sich schwach, müde oder bekommen Sie sogar Durchfall, dann waren diese Nahrungsmittel für Sie ungesund. Übrigens versucht der Körper über den Durchfall, die für ihn schädlichen Stoffe möglichst schnell wieder los zu werden. Dies gilt für alle Nahrungsmittel, egal ob sie von Experten als gesund oder ungesund eingestuft wurden. Zu banal? Wie sollen Sie das denn feststellen? Es sind Ihre Geschmacksnerven, mit deren Hilfe Sie einen Großteil, der für Sie persönlich schädlichen Nahrungsmittel herausfinden können.

Eine weitere Möglichkeit für Sie unbekömmliche Nahrungsmittel herauszufinden ist, einmal einige Zeit, so zwei bis drei Wochen, alles aufzuschreiben, was Sie essen oder trinken. Schreiben Sie auch auf, wie Ihre Befindlichkeit nach einer Mahlzeit ist. Sind Sie leistungsfähig oder eher schlapp und müde. Haben Sie nach einer Mahlzeit Verdauungsbeschwerden, Blähungen oder Durchfall?

Beachten Sie, dass Symptome erst Stunden manchmal auch erst nach einem Tag nach einer Mahlzeit auftreten können. Wenn Sie diese Liste ein bis zwei Wochen führen, dann werden Sie feststellen, dass bestimmte Beschwerden sich wiederholen. Berücksichtigen Sie beim Vergleichen auch die Nahrungsmittel, die Sie Stunden vor Auftritt der Beschwerden zu sich genommen haben.

Auf meiner Website finden Sie unter dieser Adresse ein entsprechendes Formular: http://www.intuitiv-abnehmen.de/gewichtsmanagement/formulare.html

Beispielliste zur Feststellung unverträglicher Nahrungsmittel.

Uhrzeit	Nahrungsmittel Unterscheiden Sie zwischen Fertignahrungsmitteln und selbst zubereiteten Nahrungsmitteln. (Zusatzstoffe)	Genussmittel Schokolade, Bonbons, ummibärchen, Eis etc.	Getränke Alles, auch Mineralwasser	Befindlichkeit Augezeichnet, gut, schlecht, Symptome.
7.00 - 12.00				
12.00 - 16.00				
16.00 - 22.00				
Nachts				

Glutamat und Übergewicht

Glutamat wird als Geschmacksverstärker in fast allen Fertigprodukten verwendet. Wenn man es genau nimmt, ist es aber kein Verstärker, sondern ein eigener Geschmack. Auf der Zunge gibt es einen Geschmacksrezeptor für diese Geschmacksrichtung. Das pikant würzige Aroma wird »umami« genannt. Es gibt sechs Glutaminsäureverbindungen, die als Lebensmittelzusatz erlaubt sind: E620 bis E625.

Am häufigsten wird Mononatriumglutamat (MNG, E621) eingesetzt. In Bio-Fertigprodukten wie Suppen oder Pizza ist die Verwendung von MNG verboten. Bio-Gemüsebrühe oder Hefeextrakt enthält natürlicherweise freies Glutamat. Glutamat ist auch ein natürlicher Bestandteil von einigen frischen Lebensmitteln, zum Beispiel von reifen Tomaten, Parmesankäse, Fisch, Rindfleisch, Hühnerfleisch, Mais und Champignons. Und: Es ist ein natürlicher Bestandteil unseres Körpers. Glutamat ist das Salz der Glutaminsäure - einer der zwanzig lebensnotwendigen Aminosäuren, die für den Zellaufbau notwendig sind.
Erstmals in die Kritik geraten ist Glutamat in den siebziger Jahren. Damals machte man den Stoff für das so genannte Chinarestaurant-Syndrom verantwortlich.
Immer wieder litten Menschen nach dem Genuss von asiatischer Kost an Kribbeln oder Taubheit in Nacken, Armen und Rücken, Schwächegefühl oder Herzklopfen.

Ob Glutamat, das zum Beispiel in Sojasauce reichlich enthalten ist, der Auslöser dieser Reaktionen war, wird in wissenschaftlichen Untersuchungen unterschiedlich beurteilt.
Bedenklich wird von Experten den Glutamatanteil in der Würzmischung vieler Geschmacksrichtungen wie bei Kartoffelchips gesehen. Der Geschmacksverstärker Glutamat steigert vermutlich den Appetit.
Glutamat muss auf dem Etikett unter Zusatzstoffe angegeben werden, falls es in Lebensmitteln enthalten, beziehungsweise zugesetzt ist.

Gierig nach Glutamat

Glutamat ist in unserer täglichen Kost allgegenwärtig. Kaum ein Fertiggericht oder Würzmittel kommt ohne den Geschmacksträger aus. Glutamat ist aber nicht nur ein Zusatzstoff für Lebensmittel, es ist auch eine wichtige Aminosäure, ein Einweißbaustein. Milcheiweiß besteht zu 20 Prozent und Fleischeiweiß zu 16 Prozent aus Glutamat. Die Aminosäure wird als Ausgangsstoff körpereigener Proteine benötigt und spielt als Botenstoff (Neurotransmitter) im Gehirn eine wichtige Rolle.
So ist Glutamat unter anderem an der Schmerzübertragung, am Körperwachstum, an der Gewichtsregulierung und an der Appetitsteuerung beteiligt.
Die Zellen des Gehirns produzieren den Neurotransmitter nach Bedarf. Das über die Nahrung zugeführte Glutamat gelangt jedoch nicht ins Gehirn, so die gängige Lehrmeinung, da der Stoff die Blut-Hirn-Schranke nicht passieren könne. Nicht alle Wissenschaftler teilen diese Auffassung. Professor Michael Hermanussen, Dozent an der Kieler Universitätskinderklinik, beschäftigt sich schon seit vier Jahren mit der Physiologie und Pathophysiologie von Glutamat. »Aus Tierversuchen wissen wir, wenn man Glutamat in bestimmten Mengen den Tieren über die Nahrung anbietet oder unter die Haut spritzt, dann geht die Substanz ins Blutserum«, erklärt Hermanussen, der in Gettorf eine Kinderarztpraxis hat. »Und wenn bestimmte Serummengen überschritten sind, gelangt das Glutamat auch ins Gehirn. Offensichtlich
hat die Blut-Hirn-Schranke Lecks.« Diese Durchlässigkeiten liegen zum Beispiel im Hypothalamus, einem zentralen Hirnbereich, der an der Hunger- und Sättigungsregulation maßgeblich beteiligt ist. »Wenn man Ratten über eine Magensonde ein Aminosäuregemisch gibt, dann erscheinen deutlich erhöhte Glutamatspiegel im Hypothalamus«, so Hermanussen.

So ohne weiteres lassen sich die Versuche an Ratten zwar nicht auf die Situation beim Menschen übertragen, aber die entscheidenden Teile der Appetitregulation sind bei Ratte und Mensch ziemlich ähnlich.

Hermanussen: »Bei Ratten kann man definitiv sagen, dass glutamatreiche Kost die Gefräßigkeit fördert. Wir geben den Ratten Glutamat, dann fangen sie an zu fressen, und dann geben wir ihnen einen Rezeptorblocker dazu, der die Wirkung des Glutamats an der Nervenzelle unterbindet, und sie hören wieder auf. Das geht wirklich schnell. «Der indirekte Nachweis gelingt auch beim Menschen. Wir haben stark übergewichtigen Menschen den Glutamatrezeptorblocker gegeben. Innerhalb von Stunden berichteten diese Patienten, dass der Essdrang nachlässt, und in der Folge nehmen sie ab.«

Eine aktuelle Studie von Hermanussen und Kollegen aus Madrid, München und Greifswald bestätigte nicht nur den Einfluss von Glutamat auf die Appetitregulation, sondern auch auf das Wachstum.

An 30 trächtigen Rattenweibchen sowie deren Nachwuchs erkundeten die Wissenschaftler die Effekte von Glutamat in verschiedenen Dosierungen.

Die Tiere, die die höchsten Glutamatmengen zugefüttert bekamen, verdreifachten ihre Trinkmenge und verdoppelten fast ihre Nahrungsaufnahme. Weiterhin stellten die Forscher einen Zusammenhang zwischen aufgenommener Glutamatmenge und Größenwachstum der Jungtiere fest.

Rattenweibchen mit der höchsten Glutamatbeimengung im Futter brachten Junge mit einem deutlich niedrigeren Geburtsgewicht zur Welt.

Auch während der Säugungsphase blieb das Größenwachstum des Nachwuchses deutlich zurück hinter dem gleichaltriger Tiere von Müttern ohne oder mit weniger Glutamat im Futter. Dieser Effekt geht mit einer geringeren körpereigenen Produktion des Wachstumshormons (Somatropin) einher. Dieses Hormon steuert nicht nur das entwicklungsgemäße Körperwachstum, es hat auch Einfluss auf die Fettverbrennung und wirkt der Fettleibigkeit entgegen. Jungtiere, die vor ihrer Geburt Glutamat über die mütterliche Nahrung erhalten hatten, hatten im Blut geringere Konzentration des Wachstumshormons als die anderen Tiere.

Parallel hierzu prüften die Wissenschaftler die Hypothese, dass krankhaftes Übergewicht beim Menschen in engem Zusammenhang mit geringer Körpergröße steht. Dazu werteten sie die Daten von rund 800.000 deutschen Wehrpflichtigen und knapp 1,5 Millionen Frauen aus. Sie stellten fest, dass bei krankhaftem Übergewicht (Bodymass-Index BMI über 38) die Durchschnittsgröße dieser

Personen kontinuierlich sank. Bei den Wehrpflichtigen war dieser Zusammenhang deutlicher ausgeprägt als bei den Frauen.
Aus diesen Befunden schließt Hermanussen, dass der häufig eingesetzte Nahrungszusatzstoff Glutamat in Mengen, die nur wenig über denen liegen, die wir täglich mit der Nahrung aufnehmen, ein beachtenswertes Potenzial zur Störung der Appetitregulation hat und dadurch den Hang zum weltweit verbreiteten Übergewicht fördert.
*Quelle:*Hermanussen M. et al.: Obesity, voracity and short stature: the impact of glutamate on the regulation of appetite. European Journal of Clinical Nutrition. 2006;*
60: 25-31.

Du kannst essen, was du willst und wirst nicht dick. Übergewicht - ein Märchen!

Wie alle Märchen beinhaltet auch dieses ein Körnchen Wahrheit. Kein Märchen und die ungeschminkte Wahrheit ist es aber, dass Übergewichtige für ihre ureigenste Beschaffenheit, zu viel Energie aufnehmen und zu wenig Energie verbrauchen. Zu diesem Thema habe ich ein Märchen geschrieben, von dem ich hoffe, dass es ihnen gefällt und Sie etwas zum Nachdenken über die Ursache für Ihr Übergewicht veranlasst. Auch wenn in diesem Märchen zwei Freundinnen die Akteure sind, so könnten es natürlich auch zwei Freunde sein. Dies nur als Hinweis an die männlichen Leser.

Es war einmal ...

Es waren einmal zwei Freundinnen. Die eine von ihnen war schlank, von angenehmer Gestalt und mit liebvollem Charakter. Die andere warmherzig, liebenswürdig und charmant. Leider litt sie aber unter ihrem Übergewicht. Dieser Umstand veranlasste sie dazu, neidvoll die Freundin zu betrachten. „Du kannst, anders als ich, alles und so viel essen wie du willst und wirst nicht dick“, sagte sie oft zu ihr. Der Einwand ihrer Freundin, dass dies wohl nicht ganz stimme, da sie sehr wohl auf ihre Ernährung achte, konnte sie jedoch nicht überzeugen. Deshalb, um ihre Meinung zu unterstreichen, erinnerte sie die Freundin an eine Begebenheit, anlässlich eines gemeinsamen Besuchs einer Eisdiele. „Damals, erinnerst du dich, habe ich einen Espresso getrunken und zwei Kugeln Eis ohne Sahne bestellt. Du hast dir den riesigen Eisbecher „nach Art des Hauses“ mit reichlich Sahne einverleibt“! Manchmal tut die Wahrheit weh und wird als Angriff oder Vorwurf verstanden. So auch in diesem Fall. Die Freundschaft bekam einen tiefen Riss. Aber da es sich ja hier um ein Märchen handelt, erscheint selbstverständlich eine gute Fee. „Es wäre schade, wenn durch diesen Riss eure so wertvolle Freundschaft zerbrechen würde“, sagte sie. Und sie schlug den Freundinnen vor, dass sie ihre Körper tauschen sollten. Die übergewichtige Freundin sollte sofort schlank und rank sein, während die schlanke Freundin die Figur der anderen bekäme. Nach drei Monaten würde sie wieder erscheinen und alles rückgängig machen. Dies würde sicher helfen die Freundschaft zu bewahren und das gegenseitige Verständnis fördern. Nach kurzer Überlegung gingen die beiden Freundinnen auf diesen Vorschlag der Fee ein. Bevor der Tausch von der Fee vollzogen wurde, stellte sie aber noch die Bedingung, dass sich die beiden während dieser 3 Monate nicht sehen durften. Nachdem die Freundinnen diese Bedingung akzeptierten, erhielt jede den Körperbau der anderen. Als die drei Monate vergangen waren, trafen sich die Freundinnen wieder. Auch die Fee erschien, um den Tausch wieder rückgängig zu machen. Allerdings war dies gar nicht notwendig. Warum? Nun die Freundin, welche den schlanken Körper erhielt, war wieder genau so dick wie vor den drei Monaten. Natürlich wissen Sie jetzt, wie es weitergeht. Ja, die andere war wieder so schlank wie früher. Hier endet das Märchen. Aber wenn ich es weiterschreiben würde, so hätte die übergewichtige Freundin, nach dieser Erfahrung sicher ihr bisheriges Essverhalten überprüft und geändert. Und wenn sie nicht gestorben sind, besteht die Freundschaft immer noch, denn beide sind schlank und der Neid hat keinen Platz in ihrer Beziehung.

Es ist nun einmal so. Niemand kann essen so viel er will, ohne übergewichtig zu werden. Zwar gibt es die schlechten oder guten Futterverwerter, das heißt, bei dem einen ist der Stoffwechsel eher träge und bei dem anderen eben erhöht. Nicht von ungefähr gibt es den Spruch vom gemütlichen Dicken. Schlanke Menschen, die vermeintlich unbegrenzte Mengen essen können, sind meist ständig irgendwie aktiv um nicht zu sagen nervös.

Nahrungsmittel zum Abnehmen

Die Energiegewinnung aus der Nahrung verbraucht auch Energie.

Je nach Bestandteilen der aufgenommenen Nahrung wird mehr oder weniger Energie vom Stoffwechsel davon verwendet.

Die vom Körper verwertbare Energie sind Kohlenhydrate, die in Form von Einfachzucker über den Zitronensäurezyklus in ATP (Adenotriphosphat) umgewandelt wird. ATP ist der Betriebsstoff für die Zellen.
Zucker in Nahrungsmitteln und natürlich Süßwaren, auch in süßem Obst wie Bananen enthalten leicht verwertbaren Zucker, für den der Stoffwechsel wenig Energie aufwenden muss, um diesen in Glukose umzuwandeln. Aus diesem Grund sind Lebensmittel mit wenig Kohlenhydraten oder Zucker zum Abnehmen geeignet. Wenn Sie dann auch noch Ballaststoffe und wenig Fett enthalten, können Sie damit ein langandauerndes Sättigungsgefühl erreichen.

Hülsenfrüchte

Zu den Hülsenfrüchten gehören Bohnen, Erbsen und Linsen. Sie enthalten viele Ballaststoffe, die sättigen, ohne zu viele Kalorien zu liefern. Außerdem enthalten Erbsen, Linsen und Bohnen viel Eiweiß, komplexe Kohlenhydrate und praktisch kaum Fett. Ideal zum Sattessen und schlank bleiben.

Fisch

Egal ob fette Seefische wie Hering, Thunfisch, Lachs und Makrele oder fettarme Fische wie Forelle, Seelachs, Scholle oder Dorade: Fisch liefert wertvolles Eiweiß und weniger Kalorien, als die meisten Fleischsorten, und er macht langanhaltend satt.

Kartoffeln

Kartoffeln sind während des Pasta-Booms und der Low Carb Welle fast in Vergessenheit geraten. Die Meisten kaufen gerade mal noch verarbeitete Kartoffelprodukte. Kartoffeln pur sind jedoch sehr kalorienarm und damit gut für eine schlanke Figur. Im Vergleich: 100 g gekochte Kartoffeln haben 70 Kalorien, während 100 g gekochte Nudeln 160 Kalorien oder 100 g Basmatireis 347 Kalorien liefern. Ein schlanker Sattmacher, die Knolle.

Beeren

Obst ist immer gesund, denn es enthält Vitamine und Ballaststoffe sowie Antioxidantien, die unsere Zellalterung hemmen. Viele Obstsorten wie Bananen oder Äpfel liefern relativ viel Fruchtzucker. Beeren sind dagegen süß und trotzdem kalorienarm. Außerdem enthalten Beeren, ebenso wie Tomaten, überdurchschnittlich viele Antioxidantien und sekundäre Pflanzenstoffe. Sie machen also nicht nur schlank, sondern halten uns jung und frisch.

Hühnchen & Pute

Auch Hühnchen liefert, wie Fisch auch, Eiweiß und nur wenige Kalorien. Geflügel wie Hühnchen oder Pute gehören zum weißen Fleisch und können ruhig öfter als 2 Mal pro Woche gegessen werden, denn ihre Fette haben auf unsere Herzgefäße keinen negativen Einfluss. Wer abnehmen will, sollte Geflügel stets ohne Haut essen und immer das magere Brustfleisch bevorzugen.

Salat, aber fettfrei

Salat ist gesund, denn die Blätter von Rucola, Frisée oder Eisberg liefern Ballaststoffe aber kaum Kalorien. Trotzdem muss ein Salat nicht schlank machen, denn oft wird er in fettigem Dressing ertränkt. Achtet bei der Zubereitung von Salat darauf, gesundes Raps- oder Olivenöl zu benutzen. Sahne, Mayonnaise oder fettiger Käse haben in einem schlankmachenden Salat nichts zu suchen. Auch Nüsse, Thunfisch, Schinken und Feta sollten nur in kleinen Mengen im Salat landen.

Karotten

Karotten sind knackig, süßlich-herzhaft und liefern kaum Kalorien. Wer Lust auf einen gesunden Knabbersnack zum Film hat, der sollte es mit Karotten-Streifen probieren. Karotten sind außerdem reich an Beta-Carotin, einer Vorstufe des A-Vitamins.

Quark, Joghurt und Kefir

Magerquark ist der ideale Schlankmacher. Er enthält kaum Fett, viel mageres Eiweiß und lässt sich vielseitig einsetzen. Auch Joghurt und Kefir sättigen mit wenig Fett und Kalorien. Schlank machen diese mageren Milchprodukte vor allem, wenn man damit Sahne oder Butter in Saucen, auf dem Brot oder in Suppen und Gratins ersetzt. Probiert es aus, es schmeckt wirklich genauso gut!
Anmerkung
Unabhängig davon, ob diese Nahrungsmittel viel Energie vom Stoffwechsel für die Verwertbarkeit benötigen, kann man davon auch nicht Unmengen essen. Auch hier gilt, begrenzen Sie die aufgenommene Menge.

Ihr Ziel

Gewichtsreduktion durch langsames, unbewusstes Normalisieren ihrer Essgewohnheiten und nicht durch zwanghaften Verzicht und Diät.

Liste meiner erfolgreich umgesetzten Abnehmtipps

Abnehmtipp erfolgreich umgesetzt	Diesen Tipp will ich noch umsetzen

Schlusswort

Sie haben in diesem Buch zahlreiche erprobte und wirksame Tipps erhalten.Wenn Sie nur einige davon in die Tat umsetzen, werden Sie automatisch abnehmen. Bewusst habe ich auf Rezepte oder direkte Anweisungen verzichtet.

Ich denke, Sie sind selbstbestimmt genug, um aus der Vielzahl der Empfehlungen, die für Sie machbaren aussuchen zu können.

Da Sie diese freiwillig ausgewählt haben, wird es Ihnen auch gelingen, diese dauerhaft in die Tat umzusetzen.

Dies ist die Voraussetzung dafür, dass Sie Ihr Normalgewicht erreichen und für immer behalten werden.

Hinweise

Haftungsausschluss:

Der Ratgeber inklusive aller Inhalte wurde unter größter Sorgfalt erarbeitet. Die Nutzung des Ratgebers und die Umsetzung der darin enthaltenen Ratschläge erfolgt ausschließlich auf eigenes Risiko. Der Autor kann für etwaige Schäden jeder Art, die sich aus der Anwendung der Ratschläge ergeben, aus keinem Rechtsgrund eine Haftung übernehmen. Haftungsansprüche gegen den Autor für Schäden materieller oder ideeller Art, die durch die Nutzung oder Nichtnutzung der Informationen bzw. durch die Nutzung möglicherweise fehlerhafter und/oder unvollständiger Informationen verursacht wurden, sind grundsätzlich ausgeschlossen. Für die Inhalte von den in diesem Buch angeführten Links auf Internetseiten sind ausschließlich die Betreiber der jeweiligen Internetseiten verantwortlich. Der Autor hat keinen Einfluss auf Gestaltung und Inhalte fremder Internetseiten. Zum Zeitpunkt der Verwendung waren keine illegalen Inhalte auf den Webseiten vorhanden. Falls zu irgendeinem Zeitpunkt rechtswidrige oder moralisch verwerfliche Inhalte auf diesen Seiten veröffentlicht werden, distanziert sich der Autor ausdrücklich von diesen.
Werden Markennamen genannt, dienen diese lediglich zur Identifikation der Firmen, Dienstleistungen oder Produkten. Sie sind Eigentum der jeweiligen Firmen.

Weitere Bücher (E-Books) des Autors finden Sie auf seiner Autorenseite bei Amazon: http://smallurl.de/sbzgns
Besuchen Sie auch seine Website und lernen seine Bücher kennen:
www.kilokill.de

Intuitiv abnehmen
Siegfried Müller
Ludwigstr. 37
35390 Gießen
Tel.: 0641-970076
http://www.intuitiv-abnehmen.de